Auguste Forel

Der Hypnotismus, seine Bedeutung und seine Handhabe

In kurzgefasster Darstellung

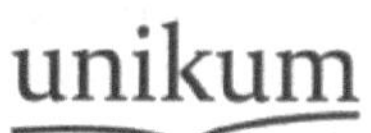

Auguste Forel

Der Hypnotismus, seine Bedeutung und seine Handhabe

In kurzgefasster Darstellung

ISBN/EAN: 9783845744360

Erscheinungsjahr: 2012

Erscheinungsort: Bremen, Deutschland

www.unikum-verlag.de | office@unikum-verlag.de

Auguste Forel

Der Hypnotismus, seine Bedeutung und seine Handhabe

In kurzgefasster Darstellung

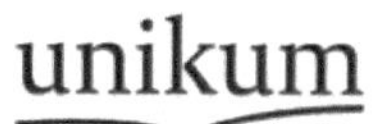

DER

HYPNOTISMUS

SEINE

BEDEUTUNG UND SEINE HANDHABUNG.

IN KURZGEFASSTER DARSTELLUNG

VON

DR. AUGUST FOREL,
Professor der Psychiatrie und Director der kantonalen Irrenanstalt in Zürich.

STUTTGART.
VERLAG VON FERDINAND ENKE.
1889.

Vorwort.

Der Hauptheil der vorliegenden kleinen Schrift erschien als Aufsatz in der Zeitschrift für die gesammte Strafrechtswissenschaft unter dem Titel: „Der Hypnotismus und seine strafrechtliche Bedeutung.“

Der von verschiedenen Seiten mir gegenüber geäusserte Wunsch, diesen Aufsatz als kurze übersichtliche Darstellung der wichtigsten Thatsachen des Hypnotismus und seiner gegenwärtigen Theorie einem weiteren ärztlichen Publikum zugänglich zu machen, veranlasst mich, dieselbe mit einer Anzahl Ergänzungen für sich erscheinen zu lassen. Es war mir schwer, mitten in vielen Arbeiten etwas Zeit dazu zu finden. Möge dieses die Unvollständigkeit der vorliegenden Skizze entschuldigen.

Wer sich eingehender mit der Materie befassen will, muss unbedingt das classische Werk Bernheim's: „Die Suggestion und ihre Heilwirkung, Deutsch von Sigm. Freud“, lesen. Die umfangreiche Literatur über Hypnotismus findet man am besten in der „Bibliographie des modernen Hypnotismus“, von Max Dessoir, Berlin, Carl Duncker's Verlag 1888, zusammengestellt. Ferner gibt die „Revue de l'Hypnotisme“ von Dr. Edgar Bérillon in Paris (Rue de Rivoli 40bis) einen vortrefflichen neutralen Sprechsaal für alle bezüglichen Fragen.

Wie alles, was dem Publikum neu zum Bewusstsein kommt, wird auch der Hypnotismus zum Theil stark angefeindet, zum Theil mit Hohn und Unglauben begrüsst, zum Theil mit übertriebenem Sanguinismus beurtheilt oder mit allerlei sonstigen Uebertreibungen geschmückt.

Während die Einen ihn für Humbug und alle Hypnotisirten für Simulanten halten (eine Ansicht, die nebenbei gesagt allein durch die Legion jener angeblichen Simulanten bereits für jeden Vorurtheilslosen ad absurdum geführt worden ist), glauben bereits Andere, die Welt gehe aus den Fugen, die Justiz sei gefährdet und die Polizei müsse her, um den Hypnotismus wie die Pest auszutreiben.

Es wird uns freuen, wenn wir hier etwas dazu beitragen können, diese verschiedenartigen Auswüchse unbesonnener menschlicher Gemüthsaufregungen auszumerzen und die Thatsachen auf ihr wirkliches Mass und ihre wirkliche Bedeutung zu reduciren, was wir nach einer zweijährigen, ziemlich reichlichen Erfahrung im Stande zu sein glauben.

Den Spöttern und Ungläubigen rufen wir einfach zu: „Prüfe nach, bevor du urtheilst!"

Um über Hypnotismus urtheilen zu können muss man selbst eine Zeit lang hypnotisirt haben.

I. Allgemeine Bemerkungen.

Thatsachen, Theorien, Begriffe und Terminologie werden leider im Gebiete des Hypnotismus wie in allem, was der Psychologie gehört, furchtbar verworren durcheinandergeworfen.

Thatsachen. Die Hauptthatsache des Hypnotismus ist der veränderte Seelenzustand (resp. Gehirnzustand von der physiologischen, d. h. objectiven Seite betrachtet) eines Menschen. Zur Unterscheidung vom gewöhnlichen Schlaf, mit welchem dieser Zustand grosse Verwandtschaft hat, kann man ihn Hypnose nennen.

Eine zweite Thatsachenreihe besteht in der Art der Erzeugung (resp. Wiederbeseitigung) dieses Zustandes. Hier haben aber gerade falsche Interpretationen die irrigsten Begriffe hervorgerufen. Scheinbar kann die Hypnose auf drei Wegen hervorgerufen werden: a) Durch die psychische Einwirkung eines Menschen auf den anderen mittels Vorstellungen, die er ihm beibringt. Diese Art der Hypnotisirung hat man Suggestion (Eingebung) genannt (Nancysche Schule). b) Durch directe Einwirkung lebendiger oder lebloser Gegenstände, oder auch eines mysteriösen Agens auf das Nervensystem, wobei der Ermüdung durch lange Concentration eines Sinnes auf einen Punkt eine grosse Rolle zugeschrieben wurde; aber auch durch specifische Einwirkung der Magnete, der menschlichen Hand, von in Flaschen eingeschlossenen Medikamenten und dergl. mehr. c) Durch Rückwirkung der Seele auf sich selbst (Autohypnotismus). In völliger Uebereinstimmung mit Bernheim glaube ich behaupten zu dürfen, dass im Grunde genommen nur eine Art der Erzeugung der Hypnose wissenschaftlich feststeht, nämlich (sei es durch Eingebung eines anderen, sei es durch Autosuggestion) die Erzeugung derselben durch Vorstellungen. Die Möglichkeit unbewusster Suggestion oder Autosuggestion ist bei keiner der angeblich, resp. scheinbar anderen Erzeugungsarten der Hypnose mit wissenschaftlicher Sicherheit ausgeschlossen.

Eine dritte Reihe von Thatsachen ist diejenige der Leistungen des Hypnotisirten. Feststehend ist, dass in diesem Zustande, mittels Eingebungen, die ausgedehntesten Rückwirkungen auf fast sämmtliche Functionen des Nervensystemes (einige Spinalreflexe und Ganglienfunctionen ausgenommen) möglich sind — eingeschlossen solche körperliche Verrichtungen, wie die Verdauung, die Defäcation, die Menstruation, der Puls, Röthung der Haut u. s. w., deren Abhängigkeit vom Grosshirn landläufig vergessen oder unterschätzt wird.

Zweifellos ist ferner die mehr oder weniger vollständige Abhängigkeit der ganzen Seelenthätigkeit des Hypnotisirten von den Eingebungen des Hypnotiseurs. Endlich und von höchster Bedeutung ist die sichergestellte Thatsache, dass die in der Hypnose geübten Einwirkungen sich posthypnotisch auf den Normalzustand der Seele in allen Seelengebieten ausdehnen können, und dies sogar auf lange Zeit hinaus, mit Einschluss des Einflusses des Hypnotiseurs auf den Hypnotisirten.

Zweifelhaft dagegen, wenigstens weder wissenschaftlich genügend erhärtet noch erklärt, sind angebliche übersinnliche Thatsachen, wie das sogenannte Hellsehen, die Einwirkung von Medicamenten durch geschlossene Gläser, die sogenannte directe Gedankenübertragung und dergl. mehr. Bei den ausnehmend seltenen Somnambulen, bei welchen solche Experimente gelingen sollen, scheint eine streng wissenschaftliche, jede Möglichkeit unbewusster Eingebung ausschliesende Controle meistens gefehlt zu haben, und da, wo sie stattfand, ein vollständiges Fiasko der Experimente die gewöhnliche Folge gewesen zu sein. Immerhin muss diese Frage als eine offene und als einer sorgfältigen Nachprüfung werth betrachtet werden, da eine Reihe Angaben glaubwürdiger und nicht urtheilsloser Personen dieselbe bejahen.

Theorien und Begriffe. Die Begriffe, die man sich vom „Hypnotismus“ macht, hängen von den theoretischen Anschauungen, die hierüber herrschen, ab. Wenn wir den Ballast unverdauten oder abergläubischen Unsinns, der über die in Frage stehenden Erscheinungen zu Tage gefördert wurde, möglichst ausmerzen, bleiben im Grossen und Ganzen drei prinzipiell verschiedene Theorien oder Erklärungen der oben summarisch erwähnten Thatsachen übrig.

I. Ein äusseres, unsichtbares Agens (ein Fluidum, wie man sich früher äusserte, und wie Laien es heute noch nennen; eine noch unbekannte Naturkraft, wie es etwa in moderner Sprache heissen würde) dringt in den Körper, speciell in das Nervensystem hinein, beeinflusst den Organismus und bringt ihm etwas Fremdes bei — eventuell auch Erkenntnisse über die leblose Natur, über andere lebende Wesen. Oder die Gedanken, die Seelenvorgänge eines Menschen gelangen durch ein solches Agens zur Erkenntniss der Seele eines anderen Menschen ohne Vermittelung einer Laut-, Schrift- oder Zeichensprache des ersten Menschen und der Sinnesorgane des zweiten. Diese Theorie ist diejenige von Messmer. Messmer nannte das supponirte Agens Magnetismus und speciell animalen Magnetismus, wenn er aus dem menschlichen Organismus selbst (aus demjenigen des Magnetiseurs) zu stammen schien. Diese Theorie, welche heute noch in gewissen Kreisen begeisterte, ja fanatische Anhänger hat, stützt sich jetzt auf die oben unter b) und unter „zweifelhafte, übersinnliche Thatsachen" bezeichnete Erscheinungen. Es ist klar, dass dieselbe, wenn sie wahr wäre, unsere bisherige wissenschaftliche Erkenntniss bedenklich beeinträchtigen müsste, da die bisherige consequente Ignorirung dieses unbekannten Etwas, dieser unbekannten Kraft, von seiten der Wissenschaft, gleich einer vergessenen wichtigen Componente nothwendig Fehler in unseren bisherigen Ergebnissen bedingt haben müsste. Da jedoch die Wissenschaft durch ihre colossalen praktischen Erfolge täglich mehr den Beweis ihrer inneren Wahrheit gibt, hat man allen Grund, der Messmer'schen Theorie zu misstrauen und von ihr unzweideutige, unerschütterliche Beweise zu verlangen. Sehen wir nun kurz, was vorliegt:

Messmer und seine Schule wurden vor Allem für alle die oben zuerst und als unzweifelhaft erwähnten Thatsachen durch Braid und Liébeault so gründlich widerlegt (siehe unten), dass es müssig wäre, ein Wort mehr darüber zu verlieren. Die Fluidumtheorie verschanzt sich heute zunächst hinter den angeblichen Thatsachen, welche von den Spiritisten verfochten werden, und welche je nach den Kreisen, wo sie produciert werden, so sehr von blindem Fanatismus, von geistiger Störung (Hallucinationen), von missverstandener Suggestion, von Schwindel und von Aberglauben durchflochten sind, dass zur Zeit eine wissenschaftliche Prüfung derselben noch sehr schwierig ist. Die Geister und die vierte Dimension der Spiritisten sind Vorstellungen, welche diesem unbekannten Agens entsprechen würden.

Eine Reihe scheinbar übernatürlicher Erscheinungen werden, wie schon gesagt, auf der anderen Seite immer wieder von aufrichtigen, glaubwürdigen Personen vorgebracht, welche für die Messmer'sche Theorie oder für verwandte Theorien sprechen würden. Ich nenne: die sogenannte Gedankenübertragung, schlechtweg suggestion mentale genannt, das Hellsehen, das Sehen oder Errathen von Vorgängen an einem entfernten Ort, die sogenannten Ahnungen und Zukunftsweissagungen u. s. w.

Ein in genannter Hinsicht merkwürdiges Buch ist Phantasms of the living by Gurney, Myers and Podmore. 2 Vol. in 8⁰. Trübner, London 1887. Nicht weniger als 600 Beobachtungen über Visionen, Träume, Ahnungen und dergl., die in Erfüllung gegangen sind, werden hier zusammengestellt. Ueber die Zuverlässigkeit der Quellen dieser Angaben wurden genaue Erkundigungen eingezogen, und nur klare Angaben glaubwürdiger Personen wurden aufgenommen. Ein Referat über das genannte Buch findet sich in der Revue des deux Mondes vom 1. Mai 1888. Jeder Mensch kann übrigens im Kreis seiner Bekannten auf mehrere derartige Beobachtungen stossen und zwar bei durchaus glaubwürdigen Leuten. Siehe auch Liébeault, Le sommeil provoqué 1889 S. 295.

Interessant sind ferner die Experimente von Ch. Richet (Revue philosophique 1884), der den Einfluss des Denkens eines Individuums auf das Denken eines anderen in bestimmter Richtung, ohne äussere Erscheinungen, die sinnlich wahrnehmbar wären, zu beweisen sucht. Die Beweise sind aber, wie uns scheint, sehr unvollkommen und die angewandte Wahrscheinlichkeitsrechnung wenig überzeugend. Positiver scheinen die Resultate der Society for psychical researches in England zu sein.

Aeusserst schwierig ist es aber, in all diesen Experimenten, vom Zufall und Schwindel abgesehen, die Selbsttäuschung des Hypnotisirten, resp. des Subjectes (eventuell auch des Hypnotiseurs), vor Allem jede unbewusste Suggestion und Autosuggestion mit Gewissheit auszuschliessen, weshalb alle diese Resultate mit grösster Vorsicht aufgenommen werden müssen.

II. Der erstgenannten Theorie diametral entgegenarbeitend ist der von Braid zuerst formulirte, von Liébeault in Nancy aber (Du sommeil et des états analogues 1866) erst in seiner ganzen Bedeutung und in seinen praktischen Folgen erfasste Begriff der Suggestion (Eingebung). Derselbe kann etwa folgendermassen formulirt werden:

Erzeugung sämmtlicher Erscheinungen der Hypnose durch Erweckung entsprechender Vorstellungen, besonders Phantasievorstellungen. Hierzu ist zu bemerken, dass der Zweck am leichtesten und sichersten dadurch erreicht wird, dass der Hypnotiseur mittels der Sprache mit Bestimmtheit erklärt, dass der zu erzeugende Zustand im selben Augenblick, wo er es erklärt, vorhanden sei oder sogleich sich einstellen werde (Verbalsuggestion oder Einreden). Redet sich ein Mensch selbst etwas ein, so spricht man mit Bernheim von Autosuggestion. Braid hat aber selbst die Tragweite der Suggestion nicht genügend erkannt und dafür der fortgesetzten Reizung der Sinne (Fixation u. s. w.) eine ihr nicht zukommende Wichtigkeit beigelegt. Durch Suggestion wird meistens zunächst Schlaf erzeugt, und da der Schlafzustand des Gehirnes seine Suggestibilität (d. h. seine Empfänglichkeit für die Beeinflussung durch Suggestion) bedeutend steigert, gewinnt man im Augenblick die erwünschte Macht. Aber Suggestionen werden nicht nur durch die Sprache, durch das Einreden zu Stande gebracht, sondern durch alles, was Vorstellungen bewirken kann, vor Allem durch alles, was kräftige Phantasiebilder erzeugt. Mit Recht schreibt Liébeault (Seite 347 a. a. O.):

> „La disposition à tomber dans ces états est proportionnelle à la faculté de représentation mentale de chacun. L'on peut être sûr que l'homme qui, en reportant son attention sur une idée image, celle d'une perception tactile, par exemple, ne tarde pas à la percevoir comme si elle était réelle, que cet homme est capable de dormir profondément (d. h. tief hypnotisirt zu werden)."

Aber noch mehr, eine Suggestion kann unbewusst geschehen, oder es kann die entsprechende Vorstellung so schwach oder so kurz im Bewusstsein erscheinen, dass sie sofort wieder aus demselben für immer schwindet, indem das bewusste Gedächtniss sie nie mehr zurückrufen kann, und dennoch wirkt diese Suggestion mächtig. Ueberhaupt lässt sich in solchen Fällen infolge der vollständigen Amnesie nicht nachweisen, dass die betreffende Vorstellung je bewusst gewesen ist. Doch war sie sicher vorhanden; nähere Prüfung zeigt es. Darin liegt der Angelpunkt zum Verständniss einer Unzahl von Selbsttäuschungen und angeblichen Messmer'schen Wirkungen. Einem zum erstenmal hypnotisirten Bauernmädchen, das von Physik und Prismen keine Ahnung hat, legt man in der Hypnose ein Prisma vor das Auge, nachdem man es durch Suggestion eine nicht vorhandene Kerze in der Luft hatte betrachten lassen. Man fragt es dann, was es sehe, und es antwortet „zwei Kerzen". Dies ist, wie Bernheim nachgewiesen hat, eine (unbewusste) Suggestion. Das Mädchen sah durch das Prisma die wirklichen umgebenden Gegenstände des Zimmers doppelt und dadurch unbewusst suggerirt, verdoppelte es die suggerirte Kerze. Macht man das Experiment im ganz dunklen Zimmer bei einer noch nie vorher hypnotisirten und auch noch nicht mit den betreffenden Thatsachen theoretisch bekannten Person, so wird das suggerirte Bild nie durch das Prisma verdoppelt (Bernheim). Es ist kaum anzunehmen, dass das Mädchen sich in der Hypnose dessen bewusst war, die Kerze darum doppelt gesehen zu haben, weil sie auf einmal die anderen Gegenstände doppelt sah. Diese Verdoppelung geschah instinktiv, automatisch, unterhalb der Schwelle des Bewusstseins; die andern Gegenstände waren ja nicht von ihr fixirt (sondern nur die fictive Kerze); ihre Verdoppelung wurde nichtsdestoweniger (höchst wahrscheinlich unbewusst) wahrgenommen und verwerthet. Stets unbewusst bleibt aber der Mechanismus der Suggestion, d. h. die Art, wie das gehörte und verstandene Wort des Hypnotiseurs (resp. wie die Wahrnehmung desselben) den thatsächlichen Erfolg bewirkt.

Die Liébeault'sche Suggestionstheorie der Hypnose hat durch ihre praktischen Erfolge, besonders in der ärztlichen Therapie, aber auch in der Erziehung und noch in vielen Gebieten so schlagende Beweise ihrer Wahrheit gegeben, dass ihr Sieg jetzt als vollständig gesichert erachtet werden muss. Während andere Theorien mit ihren entsprechenden Methoden nur bei einigen hysterischen oder nervösen Personen, ausnahmsweise auch bei einigen Gesunden mit mehr oder weniger Mühe einen Theil der Erscheinungen der Hypnose hervorzubringen im Stande waren und dabei, immer wieder vor Räthseln und Widersprüchen stehend, zu den wunderbarsten dunkelsten Erklärungsversuchen ihre Zuflucht nehmen mussten, gelingt die Suggestion mit Leichtigkeit fast bei jedem Gesunden und erklärt dieselbe alles von einem einheitlichen Gesichtspunkte aus, mit Ausnahme der oben als zweifelhaft bezeichneten Thatsachen.

Die Zahl der in Nancy von Liébeault und Bernheim allein hypnotisirten geistig gesunden verschiedenen Personen beläuft sich auf mehrere Tausende. Im Lauf des Jahres 1887 hat Dr. Wetterstrand in Stockholm 718 Personen der Suggestion unterworfen, wovon nur 19 unbeeinflusst blieben. Dr. van Renterghem in Amsterdam hat in drei Monaten von 178 Personen 162 mit Erfolg durch Suggestion hypnotisirt und dabei 91 Genesungen diverser Krankheiten erzielt. Fontan und Ségard in Marseille hatten bei ungefähr 100 Personen nur ganz wenige Misserfolge. Ich selbst konnte, infolge intensiver Inanspruchnahme durch andere Pflichten, seit etwas über einem Jahre erst 205 Personen, worunter eine Anzahl Geisteskranker, der Suggestion unterwerfen. Davon wurden 171 beeinflusst und 34 nicht. Von den zuletzt hypnotisirten 105 Personen blieben jedoch nur 11 ($^1/_9$) unbeeinflusst. Drei Personen, die ich früher nicht hatte beeinflussen können, wurden neuerdings mit Leichtigkeit hypnotisirt. Ein praktischer Arzt im Kanton Waadt, Herr Dr. Ringier, der bei mir letzten Sommer die Suggestionsmethode lernte, versuchte in ziemlich kurzer Zeit die Suggestion bei über 60 Personen und darunter nur bei 3 oder 4 erfolglos. Unter allen diesen Hypnotisirten befindet sich eine grosse Zahl perfecter Somnambulen mit posthypnotischen Erscheinungen u. s. w.[1]).

Wie eigenthümlich nehmen sich nun neben diesen Zahlen die wenigen Hysterischen der Salpêtrière in Paris aus, nicht viel mehr als ein Dutzend, welche seit Jahren (immer dieselben) aller Welt demonstrirt werden, den Charcot'schen Theorien zur Grundlage dienen und offenbar bis zum vollständigsten Automatismus der unbewussten Suggestion verfallen sind.

Fassen wir das Gesagte ins Auge, so liegt es nahe, anzunehmen, dass der bisher so verschwommene Begriff des Hypnotismus in den Begriff der Suggestion aufzugehen hat. Darin liegt der Schlüssel sicher des allergrössten Theiles, wenn nicht vielleicht aller der hier ins Auge gefassten Erscheinungen.

III. Als sogenannte somatische Theorien der Hypnose können

---

[1]) Seither haben sich alle diese Zahlen stark vermehrt und haben die Herren Dr. Moll in Berlin, Dr. Baierlacher in Nürnberg, Dr. Brunner in Winterthur, Dr. Christoph Müller in Augsburg, Dr. von Voigt in Hochweitzchen, Dr. von Schrenk-Notzing in München und viele Andere ähnliche Resultate erreicht. Diese ärztlichen Erfolge sind, nebenbei gesagt, die beste Antwort auf den bereits früher (Münchener medizinische Wochenschrift 1888 Nr. 5) von mir widerlegten Angriff des Herrn Professor Ewald in Berlin gegen die therapeutische Verwertung des Hypnotismus. In der medizinischen Gesellschaft zu Berlin am 2. November 1887 protestirte Ewald gegen den Ausdruck „ärztliche Behandlung" für den Hypnotismus, weil angeblich in Paris jeder Schäferknecht, Schuster und Schneider hypnotisiren könne (wie, sagt er freilich nicht). Wenn sich nur diese Schäferknechtstherapie bewährt, das ist die Hauptsache!

wir Theorien zusammenfassen, welche sozusagen die Mitte zwischen den beiden genannten halten. Es werden zwar kein „Fluidum“, keine Geister heraufbeschworen; aber es wird versucht, einen Theil, wenn nicht alle Erscheinungen der Hypnose auf bekannte elementare Kräfte ohne Vermittelung der psychischen Thätigkeit zurückzuführen. Insbesondere wird der Einwirkung peripherer Reize (von aussen her) auf die Nervenendigungen eine Hauptrolle zugewiesen, wodurch wieder zum Theil die Nothwendigkeit eines äusseren Agens in den Vordergrund tritt.

Vor Allem ist die Schule Charcot's oder der Salpêtrière in Paris zu nennen, welche an eine directe hypnogene Einwirkung der Metalle und der Magnete auf das Nervensystem (ohne Vermittlung von Vorstellungen), an einen Transfert (Ueberspringen einer Lähmung, Katalepsie, Hemianästhesie u. s. w. von einer Körperseite auf die andere durch Magnetenwirkung), an eine directe Reizung der localisirten motorischen Hirnrindencentren durch Streichungen der Kopfhaut u. s. w. glaubt. Dieselbe Schule glaubt durch verschiedene periphere mechanische Reizungen (1. Fixation des Blickes, 2. Hebung der Lider, 3. Streichungen der Stirne) typisch verschiedene Stadien oder Arten der Hypnose: Lethargie, Katalepsie und Somnambulismus hervorzurufen, mit specifischen, eigenen Reactionen der Muskeln und der Sensibilität. Wichtig ist, hervorzuheben, dass Charcot's Schule glaubt, in der sogenannten Lethargie seien die Hypnotisirten völlig bewusstlos und könnten nicht durch Suggestionen, die man ihnen vermittelst der Sinnesorgane durch Vorstellungen beibringt, beeinflusst werden. Diese Schule glaubt ferner, dass fast nur Hysterische der Hypnose zugänglich sind, und rechnet die Hypnose zu den Neurosen.

Aufs schlagendste hat Bernheim in Nancy nachgewiesen, welche Begriffsverwirrungen durch diese Theorie entstanden sind. Alle Thatsachen, welche seit Jahren an den wenigen präparirten Hysterischen in der Salpêtrière demonstrirt werden, lassen sich mit Leichtigkeit durch alte eingeübte z. Th. unbewusste Suggestionen erklären, indem z. B. die angeblich Lethargischen zweifellos alles hören und psychisch verwerthen, was in ihrer Gegenwart gesagt und gethan wird. Die Braid'sche Fixierung eines glänzenden Gegenstandes, der man in Paris und in Deutschland so viel Gewicht beigelegt hat, erzeugt an sich keine Hypnose. — Wenn Jemand bei dieser unzweckmässigen Methode hypnotisirt wird, so wird er es durch die Vorstellung, dass diese Procedur ihn einschläfern muss, nicht durch die Procedur selbst, die an sich meist nur eine nervöse Aufregung (bei Hysterischen ab und zu auch hysterische Anfälle) hervorruft. Höchstens dürfte in einzelnen Fällen die Ermüdung und dadurch das Fallen der Lider unbewusst suggestiv wirken.

Es war früher allgemeiner Usus, Hypnotisierte durch Blasen auf das Gesicht zu wecken. Ich habe es seit langer Zeit nie mehr gethan und dafür das Blasen oft mit der Suggestion des Verschwindens von Kopfweh u. dergl. verbunden. Daher kann ich meinen Hypnotisirten so viel aufs Gesicht blasen, wie ich will, keiner wird dadurch geweckt. Dieses ist auch ein Argument gegen die angebliche Wirkung solcher mechanischer Reize von Seiten der „somatischen" Schule, welche das Blasen als specifischen Erweckungsreiz betrachtet.

Liébeault selbst (Étude sur le zoomagnétisme, Paris, chez Masson 1883) publicierte 45 Fälle, wo er bei kleinen Kindern durch Auflegen beider Hände auf die kranke Stelle wunderbar günstige Resultate erhalten haben will. In 32 dieser Fälle handelt es sich um Kinder unter 3 Jahren, woraus Liébeault selbst die Suggestion ausschliessen zu können glaubt. Mehrere Fälle von Keuchhusten befinden sich darunter mit geradezu verblüffenden Heilerfolgen. Unbewusste Suggestion scheint doch wohl, bei dem ungeheuer suggestiblen Wesen der Kinder, nicht völlig ausgeschlossen zu sein. Trotzdem aber bleiben diese Beobachtungen höchst wunderbar und wären einer gründlichen Nachprüfung werth.

Chazarain und Dècle (Les courants de la Polarité dans l'aimant et dans le corps humain) glauben eine Polarität des menschlichen Körpers entdeckt zu haben und leiten sowohl die hypnotischen Erscheinungen als die Erfolge der sogenannten Metallotherapie von derselben ab. Noch viel weniger als bei Liébeault's Kindern sind hier die Suggestion und die Autosuggestion auszuschliessen, am allerwenigsten, wenn man die oberflächlichen Beobachtungen der Autoren liest, die mir fast alle Suggestionen von Hysterikern zu sein scheinen.

Endlich wäre noch die angebliche Wirkung der Arzneimittel à distance oder durch Anlegung des hermetisch verschlossenen Glases, worin sie sich befinden, auf dem Nacken u. s. w. (Luys u. A.) zu erwähnen. Jedoch haben diese grossartig von Luys angekündigten Resultate vor der Commission, die sie prüfen sollte, bei Verhütung jeder unbewussten Suggestion ein klägliches Fiasko gemacht; sie haben gezeigt, wie kritiklos vorher verfahren worden war, und wie vor Allem nichts geschehen war, um die Möglichkeit der Suggestion auszuschliessen, die alles erklärt.

Auf Wunsch meines Freundes, Prof. Seguin aus New-York, habe ich kürzlich mit seiner Hilfe die Luys'schen Experimente mit den geschlossenen Medicinflaschen an vier meiner besten Somnambülen nachgemacht. Prof. Seguin hatte selbst Luys' Experimente gesehen. Der Erfolg war absolut negativ, wie ich es bestimmt erwartete. Interessant war nur Folgendes: Eine Hypnotisirte, welche die Alkoholflasche am Hals hatte und bisher angegeben hatte, gar nichts zu verspüren, frug ich, ob sie nicht Kopfweh verspürte, was sie bejahte, dann, ob es ihr nicht taumelig wie betrunken sei, was sie dann ebenso rasch bejahte, und worauf sie Trunkenheitssymptome zu zeigen begann. Man sieht daraus, wie eine einzige insinuirende Frage suggestiv wirken kann. Ich brauche nicht hinzuzufügen, dass ich alle Symptome der betreffenden Medikamente (auch Erbrechen) sofort durch Suggestion bei falschen oder leeren Gläsern (als Controlexperiment) hervorrief.

Fassen wir die III. Gruppe von Theorien zusammen, die somatisch und rationell sein will, so finden wir, dass dieselbe die unglücklichste von allen ist, die ärgsten Confusionen hervorgerufen hat, und dass sämmtliche Thatsachen, die sie anruft, sich durch Suggestionen erklären lassen. Höchstens Liébeault's Resultate bei Kindern machen vielleicht eine beachtungswerthere Ausnahme hiervon. Ein Hauptfehler dieser Theorien ist, dass sie ihre Ergebnisse meistens auf Beobachtungen bei Hysterischen stützen. Die Hysterischen sind aber erstens die unzuverlässigsten aller Menschen, die feinsten, weil unbewusstesten Simulanten und Comödienspieler und zugleich diejenigen Menschen, welche oft am feinsten sinnlich appercipiren, dabei meistens eine bedeutende plastische Phantasie besitzen, die sie sehr suggestibel macht, besonders autosuggestibel (und zwar meist unbewusst oder doch nur halbbewusst). Es wird ferner dabei vergessen, dass die psychischen Vorgänge auch „somatisch" sind.

Wir haben somit nur eine Theorie, nämlich die Suggestionstheorie der Nancy'schen Schule, welche mit den wissenschaftlich feststehenden Thatsachen des Hypnotismus in Einklang steht und dieselben befriedigend erklärt. Alles andere ist noch unreif, zweifelhaft oder beruht auf Missverständnissen — gewisse noch dunkle Erscheinungen harren einer strengen methodischen Nachprüfung.

Wir haben uns also hier nur mit dem Begriff der Suggestion und des suggestiven Schlafes, als gleichbedeutend mit demjenigen des Hypnotismus zu befassen.

Terminologie. Die Ausdrücke animaler Magnetismus und Messmerismus müssen der Fluidum-Theorie überlassen werden.

Als Hypnotismus (Braid) kann man die Gesammtheit der mit der bewussten und unbewussten Suggestion zusammenhängenden Erscheinungen bezeichnen. — Hypnose bezeichnet am besten den veränderten Seelenzustand des Hypnotisirten, specieller, des suggestiven Schlafes. Hypnotiseur kann man denjenigen Menschen nennen, der bei einem anderen den Zustand der Hypnose hervorruft. Als Suggestion (Eingebung) bezeichnet man nach der Nancy'schen Schule die Erzeugung einer dynamischen Veränderung im Nervensystem eines Menschen (oder in solchen Functionen, die vom Nervensystem abhängen) durch einen anderen Menschen mittels Beibringung der (bewussten oder unbewussten) Ueberzeugung, dass jene Veränderung stattfindet, oder bereits stattgefunden hat, oder stattfinden wird. Verbalsuggestion oder Einreden ist die Suggestion durch die Lautsprache. Suggestibilität ist die individuelle Empfänglichkeit für Suggestionen. — Es gibt sehr viele Menschen, die im Wachzustand suggestibel sind (Suggestivzustand im Wachen). Bei denselben ist der Begriff der Hypnose kaum zu begrenzen, da ihr Normalzustand im Wachen durch unmerkliche Abstufungen in den Zustand der Hypnose übergeht. Autosuggestion (Bernheim) ist die Suggestion, die ein Mensch bewusst oder (meist) unbewusst bei sich selbst erzeugt.

Der Begriff „Suggestion" und besonders „Autosuggestion" kann leicht durch zu starke Erweiterung mit den Begriffen Instinkt, Gewohnheit, Reflexe, Automatismen zusammengeworfen werden. In der That wird die Unterscheidung schwer werden. Der Begriff der Suggestion kann noch dadurch, dass der activ eingreifende, suggerirende Hypnotiseur (die Verbindung eines Menschen mit dem anderen) dazu gehört, besser begrenzt werden. Doch wenn der Hypnotiseur unbewusst handelt (wenn ein anderer durch mein Gähnen z. B. suggerirt wird), — oder wenn man durch Gegenstände suggerirt wird, geht der Begriff bereits in denjenigen der Autosuggestion über. Letzterer läuft nun bedeutend Gefahr, eine zu Missverständnissen und Verkennung früherer Wahrheiten und Forschungen führende Erweiterung zu erleiden. Ich begnüge mich mit dieser Andeutung.

Als Erscheinungen und Potenzen sind die Suggestion und die Hypnose so alt, wie der Mensch in der Welt, wahrscheinlich sogar phylogenetisch viel älter. Neu, aber ganz neu, sind nur zwei hinzugekommene Factoren: 1. das Auftauchen der Erkenntniss dieser Erscheinungen, ihrer Bedingungen, ihrer Ursache, ihrer Tragweite im Bewusstsein der Menschheit, speciell der wissenschaftlichen Menschheit und zwar nicht mehr, wie früher schon, als zweifelhafte Mystik, sondern als wissenschaftliche Wahrheit. 2. Die erstaunliche Leichtigkeit, mit welcher die Hypnose fast bei jedem Menschen durch Liébeault's Methode erzeugt werden kann.

Die beiden genannten Factoren verleihen, nebenbei bemerkt, dem Hypnotismus eine neue strafrechtliche Bedeutung.

II. Die Suggestion.

Hypnotisirbarkeit. Bernheim schreibt in der „Revue de l'hypnotisme" (1. Mai 1888): „Tout médecin d'hôpital qui dans son service clinique, n'arrive pas à hypnotiser 80 % de ses malades, doit se dire qu'il n'a pas encore l'expérience suffisante en la matière et s'abstenir de jugement précipité sur la question." — Diesen Satz kann ich voll und ganz unterschreiben; mit demselben stimmen die oben angeführten statistischen Angaben vollständig überein. Nur muss man die Geisteskranken ausnehmen.

Jeder Mensch an sich ist mehr oder weniger suggestibel und somit hypnotisirbar. Manche Menschen rühmen sich zwar, nur das zu glauben, was ihnen ihre Vernunft klar und bewusst logisch nachgewiesen oder wenigstens sehr plausibel gemacht hat. Jene Menschen beweisen aber dadurch nur, dass ihnen die elementarste Selbstkritik abgeht. Unwillkürlich und unbewusst glauben wir beständig an Dinge, die ganz oder theilweise nicht sind. Wir glauben z. B. an die Wirklichkeit unserer Sinneswahrnehmungen, die doch nur subjective Schlüsse sind. Jeder Mensch erfährt Enttäuschungen, traut anderen Menschen, Sätzen oder Einrichtungen, die sein Vertrauen dann nicht rechtfertigen u. s. w. u. s. w. Das sind Beweise unserer intuitiven Glaubensfähigheit, ohne welche unser Denken gar nicht möglich wäre, denn — wollten wir warten, bis jedes Motiv unseres Denkens und Handelns, um acceptirt zu werden, mathematisch oder auch nur durch genügende Induction nachgewiesen wäre — so kämen wir überhaupt, aus lauter Bedenken, nie zum Denken oder Handeln. Wir können aber weder denken noch handeln, ohne ein gewisses Gefühl zu haben, dass unser Denken und Handeln richtig ist, ohne daran mehr oder weniger zu glauben. Darin liegt der Schlüssel der Suggestibilität.

Wenn wir uns nach etwas recht sehnen, das wir nicht haben, entstehen nicht selten um so intensiver die Gegenvorstellungen der Unerreichbarkeit unseres Wunsches. Besonders klar tritt dieser psychologische Zustand bei der Herbeiwünschung subjectiver Gefühle hervor. Wollen wir dieselben erzwingen, so fliehen sie. Wer mit Gewalt und Bewusstsein schlafen will, wird schlaflos; wer auf dieselbe Weise den Coitus ausüben will, wird momentan (vorübergehend) impotent; wer sich mit Gewalt freuen will, ärgert sich u. s. w. Und je mehr Gewalt das Bewusstsein anwenden will, desto grösser wird seine Niederlage, während dieselben erwünschten Gefühle sich ganz von selbst einstellen, wenn man sich ohne Concentration dem Glauben an dieselben hingeben kann, besonders mit Hilfe entsprechender Phantasievorstellungen.

Wer nun mit Gewalt hypnotisirt werden will, sich nach der Hypnose sehnt, sich dabei klar über ihr Wesen ist und den Erfolg der Suggestion herbeiwünscht, kann sein Bewusstsein nicht von dem psychologischen Vorgang abbringen und ist schwer oder nicht hypnotisirbar, wenigstens so lange nicht, als er nicht psychisch passiv werden kann. Und je öfters und je mehr jemand sich *bemüht*, passiv zu werden, desto weniger wird er es. Intensive geistige Aufregung, Geistesstörungen, entschiedener Vorsatz, dem Hypnotiseur zu widerstehen, sind auch Zustände, welche die Hypnose unmöglich machen können. *Es ist jeder geistig gesunde Mensch an sich hypnotisirbar; nur gewisse momentane Zustände der Psyche sind es, welche die Hypnose verhindern können.*

Es galt vielfach als Axiom, dass wer nicht hypnotisirt werden will, nicht hypnotisirt werden kann, wenigstens nicht zum erstenmal. Nach meiner Ansicht darf man nicht allzu viel auf diese Behauptung geben, welche mehr oder weniger auf der psychologisch unrichtigen Annahme einer essentiellen menschlichen Willensfreiheit beruht. Es muss zunächst der Mensch nicht wollen *können*, um wirklich und frei nicht zu wollen. Die Suggestion wirkt aber am schnellsten und sichersten durch Ueberraschung, Ueberrumpelung der Phantasie; wie wir soeben sahen, wird sie durch einen langen Vorbedacht gestört. In wenigen Secunden kann ein leicht suggestibler Mensch, der noch nie hypnotisirt worden ist, zur willenlosen Puppe eines anderen Menschen werden. Und ich habe gerade beobachtet, dass durch eine Art Contrastwirkung solche Menschen, welche über den Hypnotismus spotten und lächeln, welche ostentativ erklären, „sie könne man nicht einschläfern", gerade oft am schnellsten hypnotisirt werden, wenn sie nicht directen Widerstand leisten, und manchmal sogar trotz geleisteten Widerstandes. Es ist, als ob der dem Hypnotismus hingeworfene Handschuh ihnen eine ängstliche Gegenvorstellung eigener Unsicherheit geben würde, welche sie um so sicherer der Suggestion preisgibt.

Zudem aber werden unbefangene ungebildete Menschen in der Regel äusserst leicht durch Suggestion hypnotisirt, ohne dass sie immer merken, was man eigentlich vorhat. Sie thun und glauben, was man ihnen suggerirt, und schlafen nach einer oder zwei Minuten, bevor sie sich dessen versehen, auch dann oft, wenn sie einen Augenblick vorher andere hypnotisirte Personen für Simulanten und den Arzt für düpirt gehalten hatten. Am schwersten zu hypnotisiren sind zweifellos die meisten Geisteskranken.

Eine wichtige Thatsache ist es ferner, dass man nicht selten einen normal schlafenden Menschen durch Suggestion beeinflussen und somit, ohne ihn zu wecken, in Hypnose überführen kann. Noch leichter ist es umgekehrt, die Hypnose in gewöhnlichen Schlaf durch Suggestion überzuführen.

Endlich gibt es sehr suggestible Menschen, welche, im vollen Wachen überrumpelt, ohne vorhergehende Einschläferung alle Erscheinungen der Hypnose zeigen können, resp. völlig den Suggestionen eines geschickten Hypnotiseurs anheimfallen können. Von einem „Nichtwollen" ist in diesen Fällen keine Rede. Nicht selten gelingt dies sogar bei einem noch nie hypnotisirten Menschen.

Der durch Suggestion erzeugte Schlaf bleibt für gewöhnlich ein Hauptmittel, die Suggestion zur vollen Wirkung zu bringen.

Derselbe wirkt wie die Lawine auf den ersten Anstoss, der sie erzeugt hat. Je mehr sie wächst, desto gewaltigere Anstösse werden durch die Lawine erzeugt. Durch Suggestion wird Schlaf oder Schlummer erzeugt. Kaum ist aber derselbe vorhanden, so wächst die Suggestibilität eben durch den Schlaf, und zwar meistens desto mehr, je tiefer der Schlaf wird.

Wir sagten Eingangs, dass jeder Mensch an sich suggestibel

ist. Kann man einen Menschen nicht hypnotisiren, so liegt dieses im Grunde nur daran, dessen sei man ja gewiss, dass er sich bewusst oder unbewusst die Autosuggestion des „Nichthypnotisirtwerdenkönnens" macht.

Herr Professor Bernheim theilt mir brieflich den folgenden Fall aus seiner Klinik mit, den er mir hier zu veröffentlichen erlaubt, wofür ich ihm bestens danke:

> „Vor einigen Tagen tritt in meine Abtheilung eine Bauernfrau mit Magen- und Bauchschmerzen ein, die ich für hysterischer Natur halte. Ich kann sie nicht hypnotisiren. Sie behauptet übrigens, dass Herr Dr. Liébeault sie in ihrer Kindheit vergebens zu hypnotisiren versucht habe. — Nach zwei vergeblichen Versuchen sage ich ihr: Es ist gleichgültig, ob Sie schlafen oder nicht. Ich werde Ihnen den Bauch, die Brust und den Magen magnetisiren und so die Schmerzen vertreiben. Ich schliesse ihr die Augen und fahre auf diese Weise fort, circa zehn Minuten lang zu suggeriren. Der Schmerz verschwindet ohne Schlaf, erscheint aber nach dem Abendessen wieder. Am anderen Tag wiederhole ich die gleiche Procedur mit dem gleichen Erfolg. Der Schmerz erscheint nur noch leicht am Abend. Heute fange ich wieder an, und nun erhalte ich gleichzeitig mit dem Verschwinden des Schmerzes tiefen hypnotischen Schlaf mit Amnesie!"

Herr College Bernheim fügt hinzu: „Alles liegt in der Eingebung; man muss nur die Feder auffinden (il faut trouver le joint), um jede individuelle Suggestibilität in Thätigkeit zu versetzen resp. zu erwecken."

Diesen Satz kann ich nur bekräftigen. Bernheim konnte einmal Jemanden nicht hypnotisiren, und es stellte sich heraus, dass der Betreffende von Beaunis hypnotisirt worden war, der ihm die Suggestion gegeben hatte, er allein könne es thun. Ich selbst habe eine Dame in tiefen Schlaf mit posthypnotischen Suggestionen versetzt, bei welcher Prof. Bernheim nur Somnolenz hatte hervorrufen können — nur deshalb, weil sie sich die Autosuggestion gebildet hatte, ich allein könne sie beeinflussen und curiren.

Schlaf und Hypnose. Die Verwandtschaft der Hypnose mit dem normalen Schlaf ist unverkennbar, und ich muss Liébeault beistimmen, wenn er sagt, dass sie sich nur durch die Verbindung des Schlafenden mit dem Hypnotiseur von ihm grundsätzlich unterscheidet. Man erlaube mir hier einige Hauptthatsachen anzuführen.

Man sagt herkömmlicherweise in der Physiologie, der Schlaf werde durch Ermüdung erzeugt. Dieses ist aber nicht richtig. Wenn auch die wirkliche Erschöpfung des Gehirnes gewöhnlich das subjective Ermüdungsgefühl hervorruft, so müssen wir auf der anderen Seite festhalten: 1. dass nicht selten starke Erschöpfung schlaflos macht; 2. dass man oft umgekehrt durch Schlaf immer schlafsüchtiger wird; 3. dass Ermüdungsgefühl, Schläfrigkeit und wirkliche Erschöpfung oft ganz unabhängig voneinander vorkommen; 4. dass die Schläfrigkeit in der Regel zu bestimmter, gewohnter (autosuggerirter) Stunde erscheint und, wenn man sie besiegt hat, nachher trotz wachsender Erschöpfung verschwindet.

Diese Thatsachen sind durch die sehr unbefriedigenden chemischen Theorien der Physiologen (Milchsäuretheorie v. Preyer etc.) ganz unerklärlich.

Die Physiologen (Kohlschütter) haben die Intensität des Schlafes durch die Schallstärke messen wollen, welche zum Wecken nöthig ist. Wie wenig damit bewiesen ist, zeigt die Thatsache, dass ein gewohntes Geräusch bald nicht mehr weckt, auch wenn es sehr stark wird (z. B. eine Weckuhr), während leise, ungewohnte Geräusche sofort wecken. Manche sorgsame Mutter wird durch das leiseste Geräusch ihres Kindes geweckt, während sie beim Schnarchen ihres Ehemannes oder sonstigen gewohnten Lärm durchaus nicht erwacht.

Stille, sowie langweilige, eintönige Vorgänge, welche den Wechsel der Vorstellungen nicht fördern, machen uns schläfrig; ebenso bequeme Lage des Körpers und Dunkelheit. Dabei treten associirte Erscheinungen ein, wie Gähnen, Einnicken, Gliederausstrecken, die das subjective Schläfrigkeitsgefühl noch erhöhen, und die bekanntlich von Mensch zu Mensch sehr ansteckend sind.

Wir sagten, dass die Gewohnheit, zu einer bestimmten Zeit einzuschlafen, eine gewaltige Schläfrigkeit zu der betreffenden Zeit täglich hervorruft. Aber auch ein bestimmter Ort, die Stimme einer bestimmten Person, das Liegen in einem gewissen Lehnstuhl, wo man gewöhnlich einschläft, das Anhören einer Predigt, das Liegen in einer bestimmten Körperstellung, beim Hans eine Rosshaar-, beim Jakob eine Federmatratze u. s. w. u. s. w., vor Allem noch der Lidschluss sind sehr gewöhnliche schlaferzeugende Mittel. Warum das? — Man hat es bisher Gewohnheit, associirte Angewöhnung genannt. Wir müssen aber anerkennen, dass diese Thatsachen einer unbewussten Autosuggestion völlig gleichkommen. — Mein zweijähriges Söhnchen hatte sich gewöhnt, mit einem Taschentuch in der rechten Hand, am Gesicht angelegt, einzuschlafen. Als wir es ihm wegnahmen, konnte er lange Zeit nicht mehr einschlafen. Bei gewissen Leuten müssen sogar gewisse Handlungen dem Schlaf vorangehen, damit er erfolgen kann (Lectüre, Aufziehen der Uhr u. s. w. u. s. w.).

Die kräftigste aller jener Associationen ist aber die Schwere der Augenlider, ihr unwiderstehliches Fallen. Daher ist dieses die beste Suggestion des Schlafes.

Beobachten wir schlafende Menschen, so merken wir bald, dass sie sich bewegen, dass sie auf sensible Reize reagiren, sich wieder bedecken, wenn man sie entblösst, nicht selten sprechen, stöhnen, oder das Schnarchen auf Befehl unterlassen, sogar manchmal Antwort auf Fragen geben, ja ab und zu aufstehen und handeln. Gewisse Menschen schlafen nur leicht, still, und erwachen beim leisesten Geräusch. Dieselben zeigen mehr Verbindung mit der Aussenwelt.

Subjectiv kennen wir unseren Schlaf nur durch das Träumen. Wir fühlen nun, dass unser Traumbewusstsein anders ist als unser Wachbewusstsein, sich jedoch demselben um so mehr nähert, als der Schlaf leichter ist. Das Schlafbewusstsein unterscheidet sich vor Allem durch folgende Thatsachen vom Wachbewusstsein:

1. Es zeigt keine scharfe Trennung zwischen Vorstellung und Wahrnehmung. Alle Vorstellungen werden mehr oder weniger hallucinirt, d. h. sie haben den subjectiven Charakter der Wahrnehmungen und täuschen wahre Ereignisse vor.

2. Während diesen Schlaf- oder Traumhallucinationen die Schärfe, die Präcision der durch äussere Vorgänge erzeugten Wachwahrnehmungen meistens fehlt, gehen dieselben dennoch mit sehr intensiven Gefühlsbetonungen einher und können gewaltige Rückwirkungen auf das Centralnervensystem üben. Ein Traum kann Schweiss und krampfhafte Muskelcontractionen, intensive Angst u. s. w. erzeugen. — Erotische Träume erzeugen Pollutionen ohne mechanische Reibung des Penis, was die erotischsten Wahrnehmungen im Wachen selten vermögen.

3. Die Traumhallucinationen sind im Gegensatz zum Denken und Wahrnehmen im Wachen ganz mangelhaft associirt. Meist nur lockere äussere Associationen verknüpfen oft die eine mit der

anderen. Die organische, durch die im Lauf des Lebens allmählich automatisirten psychischen Dynamismen unbewusst und instinktiv gewordene Logik des Denkens im Wachen geht dem Denken im Schlaf ab. Der unvermitteltste, barockste Unsinn wird daher geträumt, im Traum zeitlich und räumlich associirt und zudem geglaubt. Meistens nur im leichten Schlaf, selten im tiefen Schlaf erfolgt öfters ein geringer oder höherer Grad logischer Correction.

Jene drei charakteristischen Eigenschaften des Traumlebens sind zugleich die Kriterien des hypnotischen Bewusstseins: Hallucination der Vorstellungen, intensive Gefühlswirkungen derselben, Dissociation der organischen logischen Associationen. Dieselben sind aber zugleich die besten Bedingungen intensiver Suggestibilität.

Das Erwachen, das Umgekehrte vom Einschlafen, zeigt ganz dieselben suggestiven Erscheinungen wie das Einschlafen. — Ein leichter Schlaf bildet oft einen allmählichen Uebergang des Schlafes zum Erwachen und hinterlässt Traumerinnerungen. Träume wecken nicht selten. Eigenthümlich ist die Fähigkeit vieler Menschen, zur bestimmten beabsichtigten Zeit zu erwachen, somit die Zeit im Schlaf genau abzumessen. Dasselbe finden wir in der Hypnose.

Wie in der Hypnose unterscheidet Liébeault im normalen Schlaf den leichten Schlaf mit Traumerinnerungen vom tiefen Schlaf ohne solche. Die Charakteristik des letzteren ist die totale Amnesie beim Erwachen. Nichtsdestoweniger finden wir gerade bei tief schlafenden Menschen die Erscheinungen des Somnambulismus und der Schlaftrunkenheit, bei welchen der Schlafende geht, handelt (oft sogar sehr geordnet und complicirt), spricht und sogar Gewaltthaten verüben kann — eine Erscheinung, welche bereits im Strafrecht als ein Grund der Unzurechnungsfähigkeit anerkannt ist. Dies zeigt, dass die Amnesie nach tiefem Schlaf eben nur Amnesie ist, und absolut nicht beweist, dass das Bewusstsein im tiefen Schlaf erloschen, sondern nur, dass es verändert war. In Wundt's „Philosophischen Studien" hat neulich Friedrich Heerwagen unter Kräpelins Leitung „Statistische Untersuchungen über Träume und Schlaf" veröffentlicht, welche auf den eigenen Angaben vieler Personen beruhen. Die Angabe jener Personen, dass sie viel träumen, wenig träumen oder gar nicht träumen, soll nun nach Heerwagen massgebend sein und bildet die Grundlage seiner Statistik. Da jedoch das Studium des Hypnotismus und viele Erfahrungen über den normalen Schlaf beweisen, dass auf diese subjectiven Erinnerungen oder Nichterinnerungen von Träumen nichts zu geben ist, weil viele Menschen einfach alle ihre Träume und fast alle Menschen den grössten Theil ihrer Träume vergessen (Autosuggestion der Amnesie), so kann ich dieser Statistik keinen Werth beilegen, und glaube vielmehr, dass alle Menschen im Schlaf fortwährend träumen.

Dies bringt uns zur Besprechung der Amnesie als eine der allerwichtigsten, ja, als forensisch die praktisch wichtigste Erscheinung des Schlafes und der Hypnose. In der Regel ist der normal tief Schlafende zugleich auch in der Hypnose ein tiefer Schläfer, und dieser ist nun meist dem Hypnotiseur auf Gnade und Ungnade geliefert. Man kann bei ihm Erinnerung und Amnesie nach Belieben über diese und jene Zeit seines Lebens oder mindestens seines Schlafes hervorrufen. Bei mehr als der Hälfte der Patienten seiner Spitalabtheilung erzeugt Bernheim tiefen Schlaf. Um die enorme Verbreitung der tiefen Hypnotisirbarkeit unter normalen Menschen zu zeigen, will ich nur anführen, dass ich von den 26 gegenwärtigen Wärterinnen der Anstalt Burghölzli bei 23, und zwar bei allen mit Erfolg die Hypnose zu erzeugen versucht habe. Darunter erzielte ich bei einer nur Somnolenz, bei 3 leichten Schlaf ohne Amnesie, bei 19 tiefen Schlaf mit Amnesie, posthypnotische Erscheinungen und Suggestionszustand beim Wachsein. Bei 2 davon wurden Katalepsie und Anästhesie das erste Mal sofort im Wachzustand durch Affirmation erzielt; beide waren nie vorher hypnotisirt gewesen.

Grade der Hypnose. Die berühmten Charcot'schen Phasen: Lethargie, Katalepsie und Somnambulismus beruhen zweifellos auf Selbsttäuschung. Bernheim hat eine Eintheilung in viele Grade versucht. Jedoch gibt es keine Grenze. Ich finde, dass es genügt, wenn man drei Grade annimmt, welche übrigens auch Uebergänge zeigen: 1. Somnolenz. Der nur leicht Beeinflusste kann noch mit Anwendung seiner Energie der Suggestion widerstehen und die Augen öffnen. 2. Leichter Schlaf oder Hypotaxie oder charme. Der Beeinflusste kann die Augen nicht mehr aufmachen, muss überhaupt einem Theil der Suggestionen bis allen Suggestionen gehorchen, mit Ausnahme der Amnesie. Er wird nicht amnestisch. 3. Tiefer Schlaf oder Somnambulismus. Durch Amnesie nach dem Erwachen und posthypnotische Erscheinungen charakterisiert. — Posthypnotische Erscheinungen können nach meiner Erfahrung nicht selten auch nach dem leichten Schlaf eintreten. Die Suggestibilität kann unter Umständen beim sehr tiefen Schlaf sehr gering oder sogar fast Null sein (sehr seltene Fälle). Man kann aber das Schlafen bei offenen Augen, den Erfolg der Suggestion im Wachzustand sowohl als die Amnesie, und umgekehrt die Erinnerung durch Suggestion hervorrufen, so dass auch jene drei Grade sehr mangelhaft definirt sind. Es kommt hauptsächlich darauf an, was man anfänglich suggerirt.

Durch Uebung oder Dressur vermittelst Suggestion kann man ferner Somnolenz in Hypotaxie und letztere durch Suggestion der Amnesie in Somnambulismus wenigstens nicht selten (aber durchaus nicht immer) überführen.

Dressur. Man hat viel von der Dressur der Hypnotisirten gesprochen. Sicher ist es, dass man durch häufiges Hypnotisiren die Suggestibilität eines Menschen erhöhen, vor Allem bewirken kann, dass er ohne verbalen Befehl alles wieder thut, was man ihn in den ersten Hypnosen hat thun lassen, scheinbar instinctiv, indem, wie Bernheim so wahr sagt, der Somnambule seine ganze Aufmerksamkeit darauf concentrirt, die Absichten des Hypnotiseurs zu errathen. — Aber man hat in neuester Zeit, besonders in Deutschland, die Rolle der Dressur sehr überschätzt und die Höhe der individuellen Suggestibilität der meisten normalen Menschen verkannt. Wo ist die Dressur, wenn ich z. B. gestern eine ganz normale tüchtige Wärterin zum erstenmal hypnotisire. Ich schaue sie einige Sekunden, Schlaf suggerirend, an, lasse sie dann zwei Finger meiner linken Hand (nach Bernheim's Verfahren) ansehen; nach 30 Secunden fallen ihre Lider zu. Ich suggerire ihr Amnesie, Katalepsie der Arme, lasse dieselben drehen und suggerire Anästhesie. Alles gelingt sofort. Ich steche tief mit einer Nadel. Sie fühlt nichts. Ich gebe ihr Aqua fontana als bittere Mixtur, die ihr bitter schmeckt, suggerire ihr mit Erfolg Appetit und sage ihr, dass sie nach dem Erwachen einen unter dem Tisch stehenden Papierkorb aus eigenem Antrieb einer anwesenden Person auf den Schoss legen wird, und dass sie Abends um 6 Uhr von selbst wieder zu mir kommen wird. Ich wecke sie dann, indem ich sie bis vier zählen lasse. Sie weiss von allem absolut nichts mehr, blickt aber unaufhörlich auf den Papierkorb, den sie beschämt und erröthend der betreffenden Person auf den Schoss legt. Sie ärgert sich über diese Handlung, zu der sie aber unwiderstehlich getrieben wurde, ohne zu verstehen, warum. — Um 6 Uhr ist sie allein auf der Abtheilung, kann daher nicht fort, wird aber innerlich zu mir getrieben, sehr aufgeregt und ängstlich darüber, dass sie dem Trieb nicht folgen darf. Wer kann da von Dressur sprechen? Das junge

Bauernmädchen ist erst vor Kurzem hier als Wärterin eingetreten und war zum erstenmal hypnotisirt. — Und doch handelte sie fast genau wie eine schon oft hypnotisirte Somnambule.

Erscheinungen der Hypnose. Man kann sagen, dass man durch Suggestion in der Hypnose sämmtliche bekannte subjective Erscheinungen der menschlichen Seele und einen grossen Theil der objectiv bekannten Functionen des Nervensystems produciren, beeinflussen, verhindern (hemmen, modificiren, lähmen oder reizen) kann. — Einzig und allein scheinen die rein gangliösen Functionen und die spinalen Reflexe, sowie die äquivalenten Reflexe der Hirnbasis durch die Suggestion nicht beeinflussbar zu sein. Ja mehr! Die Suggestion kann gewisse sogenannte somatische Functionen wie die Menstruation, die Verdauung, sogar die Bildung von Epidermisblasen derart beherrschen, dass dadurch die Abhängigkeit dieser Functionen vom Dynamismus des Grosshirnes am klarsten nachgewiesen wird. Damit soll nicht gesagt werden, dass diese Erfolge alle bei jedem Hypnotisirten zu erzielen sind. Beim tiefen Schlaf jedoch erzielt man mit Geduld den grössten Theil derselben.

Man erzielt diese Erscheinungen durch einfache Affirmation, dass sie vorhanden sind, am besten unter Berührung des Körpertheiles, wo sie subjectiv empfunden werden, und unter Schilderung (mit lauter, überzeugter Stimme) des Vorganges ihrer Entstehung. Man fängt damit an, dass man den zu Hypnotisirenden auf einen Lehnstuhl bequem setzt, ihn anschaut und ihm versichert, dass seine Lider schwer wie Blei werden, dass sie sich schliessen u. s. w., kurz indem man ihm die Erscheinung des Einschlafens suggerirt. Beispiele:

Motorische Erscheinungen. Ich sage, indem ich den Arm hebe, derselbe sei steif und könne nicht bewegt werden. Der Arm bleibt in kataleptischer Starre (suggestive Katalepsie); das Gleiche gelingt für jede erdenkliche Muskelstellung eines Körpertheiles. Ich sage: der Arm ist gelähmt und fällt wie eine Bleimasse. Es erfolgt sofort und der Hypnotisirte kann ihn nicht mehr bewegen. — Ich erkläre dem Hypnotisirten, er könne sprechen und mir antworten. Er fängt an, auf Fragen zu antworten. Auf gleiche Weise kann er gehen, handeln, commandiren, Krämpfe bekommen, lallen u. s. w. Ich sage ihm, er sei betrunken und schwanke; sofort geht er wie ein Betrunkener.

Sensible Erscheinungen. Ich sage: „Ein Floh sitzt auf

Ihrer rechten Backe; es juckt.“ Sofort erfolgt eine Grimasse, und der Hypnotisirte kratzt sich an der bezeichneten Stelle. — „Sie empfinden eine angenehme Wärme in den Beinen und Armen.“ Sofort bejaht er es. — „Sie sehen vor sich einen bösen Hund; er bellt Sie an.“ Mit Angst zuckt der Hypnotisirte zurück und jagt den vermeintlichen Hund, den er sofort sieht und hört. — Ich gebe ihm Luft in die Hand mit der Versicherung, es sei ein duftendes Veilchenbouquet. Mit Wonne aspirirt er den nicht vorhandenen Veilchenduft. — Aus einem und demselben Glas Wasser kann ich den Hynotisirten in wenigen sich folgenden Secunden und Schlücken bitteres Chinin, Salzwasser, Himbeersaft, Chokolade und Wein trinken lassen; es braucht auch dazu weder Wasser noch Glas; die Behauptung, er habe ein Glas des betreffenden Getränkes in der Hand, genügt. — Schmerz kann leicht suggerirt, vor Allem aber, wenn vorher vorhanden, wegsuggerirt werden. Kopfschmerzen kann man z. B. meistens mit Leichtigkeit in wenigen Secunden, höchstens Minuten zum Schwinden bringen.

Aber auch Anästhesie, Anosmie, Blindheit, Farbenblindheit, Doppelsehen, Taubheit, Unempfindlichkeit für den Geschmack können leicht suggerirt werden. Ich habe Zähne in der Hypnose ausziehen lassen, Abscesse eröffnet, ein Hühnerauge exstirpirt, tiefe Stiche gemacht, ohne dass die Hypnotisirten irgend etwas gespürt hätten. Es genügte dazu die Versicherung, der betreffende Körpertheil sei todt, unempfindlich. Chirurgische Operationen, Geburten sind sogar in der Hypnose möglich, welche dann mit Vortheil und ohne jede Gefahr die Chloroformnarkose ersetzt.

Negative Hallucination nennt Bernheim mit Recht die wunderbare Trugwahrnehmung des Verschwindens eines vorhandenen Objectes. Einem Hypnotisirten, der mit offenen Augen schläft, sage ich, dass ich verschwinde, und er sieht mich, hört mich und fühlt mich nicht mehr. Er ergänzt von selbst die Lücke im Sehfeld durch positive Hallucinationen der umgebenden Gegenstände. Auf Suggestion hin kann er mich auch hören und fühlen, ohne mich zu sehen u. s. w.

Reflexe. Ich sage: „Sie müssen gähnen.“ Der Hypnotisirte gähnt. — „Es sticht Sie in der Nase und Sie müssen dreimal nacheinander niesen.“ Der Hypnotisirte niest sofort dreimal in natürlichster Weise. Erbrechen, Diarrhöe, Verstopfung u. s. w. können auf gleiche Weise erzeugt werden.

Die vasomotorischen Wirkungen gehören zu den wunderbarsten Erscheinungen. Man kann die Menstruation der Frauen durch einfache Prophezeiung in der Hypnose hervorrufen oder zum Aufhören zwingen, ihre Dauer und Intensität reguliren, und zwar habe ich bereits bei zwei Personen die Pünktlichkeit ihres Gehorsams bis auf die angesagte Minute mit Sicherheit erzielt, sowohl für den Beginn als für das Ende. — Erröthen und Erblassen können erzielt werden. Ebenso Röthung bestimmter Körpertheile oder Hautstellen, Nasenbluten, ja sogar Vesication und blutende Stigmata. Das sind allerdings sehr seltene Erfolge. Ferner können Puls und Respiration beschleunigt oder verlangsamt werden.

Gefühle, Triebe, Gemüthsaffecte. Appetit ist leicht durch Affirmation zu suggeriren. Man kann durch Berührung des Magens, eventuell durch Essenlassen suggerirter Speisen die Wirkung der Suggestion verstärken. Angst, Freude, Hass, Zorn, Eifersucht, Liebe zu Jemanden oder zu etwas u. s. w. sind mit Leichtigkeit durch Suggestion zu erzeugen; ebenso Lachen und Weinen. Onanie wurde, sowie auch das Bettnässen, öfters auf ähnliche Weise curirt.

Denkvorgänge, Gedächtniss, Bewusstsein, Wille sind ebenso beeinflussbar. Ich sage: „Sie werden alles, was ich Ihnen im Schlaf gesagt habe, vergessen haben und sich einzig und allein daran erinnern, dass Sie ein Kätzchen auf dem Schoss hatten und es streichelten." Nach dem Erwachen hat der Hypnotisirte bis auf die Kätzchenepisode alles vergessen. — Einem Fräulein, das gut französisch sprach, sagte College Frank: „Sie können kein Wort französisch mehr, bis ich es Ihnen wieder eingebe." Und die Arme konnte sich der französischen Sprache so lange nicht mehr bedienen, bis ihr diese Suggestion weggenommen wurde. Dieselbe konnte überhaupt stumm gemacht werden und aller ihrer psychischen Eigenschaften momentan und nach Belieben durch einfache Suggestion beraubt werden. Aehnliche Experimente sind mir seither oft gelungen. Ich liess einer Somnambule posthypnotisch längst verstorbene Angehörige erscheinen, mit welchen sie sich lange unterhielt. Andere liess ich wie Petrus auf dem Meer oder über einen Fluss zu Fuss wandern. Andere verwandelte ich in hungrige Wölfe oder Löwen, so dass sie sich bellend auf mich warfen und mich beissen wollten. Einen Mann verwandelte ich in ein Mädchen, das sich seiner Menstruation erinnerte, ein Mädchen umgekehrt in einen Officier. Bei Suggestion der Kindheit wandeln sich bei guten Somnambulen Sprache und Schrift entsprechend um.

Solche Dinge hinterlassen oft einen tiefen gemüthlichen Eindruck, wenn man nicht Amnesie suggerirt.

Ich kann einem Hypnotisirten jeden beliebigen Gedanken, alle beliebigen Einfälle eingeben. Ich kann ihm vor Allem jede Ueberzeugung geben, zum Beispiel diejenige, dass er den Wein nicht mehr möge, dass er diesem oder jenem Verein beitreten solle, dass er das oder jenes mag, das er früher nicht mochte. Bei einer ihrem Abstinenzgelübde untreu gewordenen Alkoholistin habe ich durch Suggestion und ohne ihr im Wachzustand ein Wort zu sagen, tiefe Gewissensbisse, Reue, offenes (spontanes!) Geständniss an den Präsidenten des Mässigkeitsvereines und Erneuerung ihres Abstinenzgelübdes erzielt. Der Erfolg war ganz eclatant und schloss sich unmittelbar an eine einmalige Hypnose, während vorher von alledem nichts zu merken war.

Besonders wichtig ist die Einwirkung auf den Willen. Die Willensentschlüsse des Hypnotisirten können beliebig beeinflusst werden. Man hat oft behauptet, derselbe werde dadurch willenlos, willensschwach. Das ist ein Irrthum, der zum Theil aus der falschen Voraussetzung eines essentiell freien menschlichen Willens hervorgeht. Man kann sogar durch die Hypnose einen schwachen Willen kräftigen.

Widerstand der Hypnotisirten. Autosuggestionen. Alle die oben erwähnten Erscheinungen und viele andere habe ich wie Liébeault, Bernheim u. A. bei meinen Hypnotisirten hervorgerufen.

Doch, wie Bernheim mit Recht dringend betont, soll man sich nicht durch die Macht dieser fast erschreckenden Thatsachen verblenden lassen und darob die andere Seite der Erscheinung, nämlich den Widerstand der eigenen Gehirnthätigkeit der Hypnotisirten gegenüber diesen fremden Uebergriffen übersehen. Der blinde automatische Gehorsam oder Glaube des Hypnotisirten ist nie ein vollständiger; die Suggestion hat stets Grenzen, die bald weiter, bald enger sind und allerdings auch bei denselben Menschen sehr wechseln können.

Der Hypnotisirte wehrt sich auf zwei Weisen: bewusst, durch seine vernünftige Logik, unbewusst, durch Autosuggestionen. — Ich hebe den Arm eines Hypnotisirten und sage, derselbe sei steif. Er bemüht sich mit krampfhafter Wuth ihn herunterzubringen und schliesslich gelingt es ihm. Aber das Gefühl der Anstrengung, das er dabei hatte, bringt ihn um so sicherer in meine Hände, da sie ihm meine Uebermacht zeigt. Ein kleiner Kniff genügt mir, um ihn zu bezwingen. Ich sage das zweite Mal: „Ich ziehe mit Gewalt, magnetisch, Ihren Arm in die Höhe.“ Dieses genügt, um das Fallen zu verhindern; ich halte meine Hand vor der seinigen, und ohne dieselbe zu berühren, zwinge ich sie durch die Macht seiner Suggestibilität, sich bis über den Kopf zu erheben.

Aber der Widerstand war da. Wird er nicht sehr rasch besiegt, so glaubt der Hypnotisirte an seine Resistenzkraft und widersteht einer Anzahl Suggestionen. Einige sogar können durch energische Ueberlegungen der Vernunft und Willensanstrengungen ihre Suggestibilität wieder ganz verlieren. Häufiger geschieht dieses dadurch, dass ihnen dieselbe von anderen Menschen ausgeredet wird. In der Regel behält der Hypnotiseur das, was er bereits erzielt hat. Hat er aber in ungeschickter Weise eine Anzahl Suggestionen mehrmals verfehlt, so kann er dieselben schwerlich nachher wieder gewinnen, indem sich beim Hypnotisirten immer mehr die Autosuggestion bildet, dass dieses oder jenes bei ihm nicht erzielbar sei. Zum Beispiel sage ich einem Hypnotisirten unter Berührung seiner Hand, dass ich sie todt und unempfindlich mache. Er fühlt aber noch, glaubt mir nicht, und als ich ihn frage: „Haben Sie etwas gefühlt?“ bejaht er es. — In solchen Fällen wird es nun schwer, allmählich Anästhesie zu erzielen. Dieses liegt wohl zum Theil an einer geringeren Tiefe des Schlafes. Doch durchaus nicht immer. Ich habe totale Anästhesie bei einfacher Hypotaxie erzielt, und zwar z. B. so, dass ich die Finger, deren Anästhesie ich vergebens suggerirt hatte, gar nicht berührte und den Hypnotisirten glauben liess, ich habe sie berührt und er habe nicht gefühlt. Dann in den folgenden Hypnosen gelang es durch sehr leichte Berührungen, allmählich eine partielle Anästhesie zu erhalten. Ebenso geht es mit der Amnesie. Gelingt es nicht, nach 2 bis 3 Sitzungen Amnesie zu erzielen, so wird es sehr schwer. Doch gelingt es schliesslich manchmal durch gewisse Kniffe; z. B. gibt man dem Hypnotisirten einen Schluck Wasser mit der Angabe, es sei ein Schlaftrunk, der ihn nun amnestisch machen wird oder dergl. Kurz, wie Bernheim richtig betont, ist der Hypnotisirte kein vollständiger Automat. Er discutirt öfters die Suggestionen, besonders am Anfang, und verwirft manche derselben. Ich möchte sagen, dass der Hauptwitz darin besteht, der Eingebung den subjectiven Charakter des Traumes, des Erlebten, der Wahrnehmung oder

Handlung zu verleihen, bevor sie dem Hypnotisirten bewusst wird. Wird sie zuerst als eine einfache Vorstellung bewusst, so gelingt sie viel schwerer oder gar nicht.

Typische Autosuggestionen sind eigenes Hirngewächs und wimmeln bei den Hysterischen, aber auch bei den Gesunden; z. B. war eine sonst gesunde Person schlaflos, hatte aber guten Appetit. Ich hypnotisire sie und gebe ihr Schlaf mit Erfolg ein. Nun ist dafür der Appetit verschwunden. Der Verlust des Appetites beruht auf Autosuggestion. Dieses Beispiel genügt, um die ganze Erscheinungsreihe zu bezeichnen; z. B. jeden Abend, wenn wir in gewohnter Lage einschlafen, nachdem wir uns ins Bett gelegt haben, geschieht es durch Autosuggestion.

Eine gebildete und sehr intelligente Dame, Fräulein X., hatte mich hypnotisiren sehen, was sie sehr interessirt hatte. Die Kraft ihrer Phantasie wird ebenso wie ihr Verständniss für die Hypnose durch Folgendes illustrirt. In einer nachfolgenden Nacht erwachte sie mit heftigen Zahnschmerzen. Sie versuchte nun, sich dieselben selbst wegzusuggeriren, dadurch dass sie meine Stimme und den monotonen Ton und Inhalt meiner Suggestionen laut nachahmte. Es gelang ihr vollständig, den Zahnschmerz zu vertreiben und einzuschlafen. Am Morgen, als sie erwachte, war er weggeblieben.

Dieselbe Dame erzählte mir dann, wie ihre Freundinnen ein Mittel unter sich besassen, um ihre Menstruation nach Belieben zu verspäten, wenn dieselbe drohte, am Vorabend eines Balles sich einzustellen. Sie steckten sich einfach ein etwas enges rothes Fädchen um den kleinen Finger der linken Hand. Das Mittel wirkte nicht bei allen gleich sicher. Bei Einzelnen aber, die ganz pünktlich menstruirt waren, wirkte es mit absoluter Sicherheit und konnte die Menstruation bis um 3 Tage verspäten. Die Dame ist durchaus glaubwürdig, und der Fall ist ein eclatantes Beispiel unbewusster Suggestion, was ihr selbst, nachdem sie mich operiren gesehen hatte, klar geworden war.

Beim leichtesten Grad hypnotischer Beeinflussung, bei der „Somnolenz“ Liébeault's und Bernheim's kann der Hypnotisirte noch bei einiger Anstrengung jeder Suggestion widerstehen und wird nur dann etwas suggestibler, wenn er sich passiv gehen lässt.

Posthypnotische Erscheinungen. Zu den wichtigsten, vor allem forensisch wichtigsten Erscheinungen des Hypnotismus gehören die posthypnotischen Einwirkungen der Suggestion. Alles, was in der Hypnose selbst erzielt wird, kann sehr oft dadurch auch im Wachzustand hervorgerufen werden, dass man in der Hypnose dem Hypnotisirten die Suggestion gibt, dass es nach seinem Erwachen geschehen wird. Nicht alle Hypnotisirten sind posthypnotisch suggestibel, doch bei einiger Uebung und Wiederholung erzielt man posthypnotische Wirkungen fast bei allen tief Schlafenden und sogar bei vielen Fällen einfacher Hypotaxie ohne Amnesie.

Beispiele. Ich sage einem Hypnotisirten: „Nach dem Erwachen wird Ihnen die Idee kommen, den Stuhl da auf den Tisch zu stellen und dann mir mit der rechten Hand auf die linke Schulter zu klopfen.“ Ich sage ihm noch Verschiedenes und schliesslich: „Zählen Sie bis sechs und Sie werden wach.“ Er zählt, und genau als er sechs zählt, öffnen sich die Augen. Er schaut einen Moment verschlafen vor sich hin, blickt auf den Stuhl und starrt ihn an. — Oft entsteht ein Zweikampf zwischen der Vernunft und dem mächtigen Trieb der Suggestion. Je nach dem Grad der Unnatürlichkeit oder Natürlichkeit der Suggestion einerseits und der Suggestibilität des Hypnotisirten andererseits trägt die erste oder die zweite den Sieg davon. Aber, wie schon manche Experimentatoren, habe ich wiederholt beobachtet, dass bei starker Suggestibilität der Versuch, dem Trieb der Suggestion zu widerstehen, üble Folgen haben kann; der Hypnotisirte wird ängstlich, aufgeregt, von dem Gedanken, „er müsse es doch thun“, geplagt. Ja in zwei Fällen war ein Hypnotisirter bereit, nachträglich einen $^3/_4$stündigen Gang zu machen, einmal, um mir auf die Schulter zu klopfen, das andere Mal, um Fräulein Y. ein Handtuch zu reichen. Dieser Trieb kann Stunden und Tage lang andauern. Andere Male ist er schwach, es kann sogar nur ein Gedanke sein, wie eine Traumerinnerung, die aber nicht zum Handeln treibt, so dass die Suggestion nicht ausgeführt wird. Der Hypnotisirte bleibt beim Blick auf den Gegenstand stehen oder blickt ihn nicht einmal an. Durch energische Wiederholung der Suggestion in der Hypnose kann man aber in solchen Fällen den Trieb und schliesslich die Ausführung hervorrufen. — Unser Hypnotisirter hat nun den Stuhl angestarrt; plötzlich steht er auf, nimmt den Stuhl und stellt ihn auf den Tisch. Ich sage: „Warum thun Sie das?“ — Die Antwort wechselt sehr je nach Bildung, Temperament und Qualität der Hypnose des Hypnotisirten. Der eine (1) sagt offen: „Es hat mich dazu getrieben, ich musste einfach; ich weiss nicht warum." Der andere (2) sagt: „Es ist so eine Idee, die mir gekommen ist." Ein weiterer (3) gibt ein aposterioristisches Motiv an: der Stuhl sei ihm im Weg gewesen, habe ihn genirt (oder bei der Suggestion, er werde ein Handtuch holen und sich das Gesicht damit wischen, sagt er, er habe so arg geschwitzt). Ein vierter (4) aber hat nach Absolvirung der Handlung jede Erinnerung an dieselbe verloren, glaubt eben erwacht zu sein. — Besonders im letzteren Fall hat der Handelnde das Aussehen eines Somnambulen; sein Blick ist mehr oder weniger starr, seine Bewegungen haben etwas Automatisches, das sich nach Beendigung der That verliert. Wenn man das Experiment zum erstenmal bei Jemanden macht, der vom Hypnotismus nichts weiss und der wirklich über die Zeit der Hypnose völlig amnestisch ist, so wird derselbe nach meiner Ueberzeugung und Erfahrung niemals ahnen, dass der Sünder, der Verursacher seiner Handlung der Hypnotiseur ist. Viele aber vermuthen es entweder, weil sie eine traumhafte Erinnerung der Suggestion in der Hypnose haben, oder weil das Experiment bei ihnen schon gemacht wurde, oder weil sie es bei anderen machen sahen oder davon hörten oder lasen.

Ich sage weiter einem Hypnotisirten: „Nach dem Erwachen werden Sie mich ganz scharlachroth angekleidet und mit zwei Gemsbockhörnern auf dem Kopf sehen. Zudem wird meine danebensitzende Frau verschwunden sein und ebenso die Zimmerthüre, welche vollständig durch Tapete und Vertäfelung ersetzt sein wird, so dass Sie gezwungen sein werden, durch die andere Thüre fortzugehen." — Ich spreche noch von anderen Dingen, lasse den Hypnotisirten durch Suggestion dreimal gähnen und darauf erwachen. Er macht die Augen auf, reibt sich dieselben mehrmals, wie wenn er einen Nebel entfernen wollte, blickt mich an, fängt an zu lachen und reibt sich immer wieder die Augen. „Warum lachen Sie?" — „Sie sind ja ganz roth! — und haben zwei Gemshörner auf dem Kopf" — und so fort. „Ihre Frau ist fort!" — „Wo sass sie denn?" — „Auf diesem Stuhl." — „Sehen Sie den Stuhl?" — „Ja." — Ich veranlasse ihn den Stuhl zu betasten; er thut es nicht gerne, tastet um meine Frau herum, meint aber bald den Stuhl, bald eine unsichtbare Resistenz zu fühlen (je nach der Art, wie er die Suggestion durch Autosuggestion ergänzt hat). Dann will er fort, kann aber nicht, sieht nur Tapete und Vertäfelung, behauptet es auch, wenn er die Thüre betastet. Wenn ich nun die Thüre aufmache, kann die Hallucination verschwinden oder fortbestehen, in welch letzterem Falle er die Luftöffnung durch Tapete und Vertäfelung ausgefüllt, die geöffnete Thüre selbst aber gar nicht sieht. Solche posthypnotische Hallucinationen können je nach der Suggestion und den Menschen von nur wenigen Secunden bis Stunden, selten Tage lang dauern. Gewöhnlich dauern sie nur wenige Minuten. Ich habe versucht, Bilder, die ich den Hypnotisirten auf weisses Papier suggerirte, nachzeichnen zu lassen. Die Zeichnungen fielen meist schlecht aus; die Leute gaben an, die Contouren undeutlich zu sehen; doch einige waren nicht schlecht. Bernheim erzählt von einer Dame, welche von einer in dieser Weise suggerirten Rose nicht sagen konnte, ob sie wirklich oder suggerirt war. Ich habe folgendes Experiment oft gemacht. Ich sagte Fräulein Z. in der Hypnose, sie würde nach dem Erwachen zwei Veilchen auf ihrem Schooss finden, beide natürlich und schön; sie würde mir das schönere geben; ich legte aber ein wirkliches Veilchen auf ihren Schooss. Nach dem Erwachen sah sie zwei Veilchen; das eine war heller und schöner, sagte sie, und gab mir den Zipfel ihres weissen Taschentuches, das wirkliche Veilchen für sich behaltend. Ich frug nun, ob sie meine, beide Veilchen seien wirkliche, oder ob eines meiner ihr durch frühere Erfahrung bereits bekannten flüchtigen Geschenke darunter sei. Sie sagte, das hellere Veilchen sei nicht reell, weil es so abgeflacht auf dem Taschentuch aussehe. Ich wiederholte das Experiment mit der Eingebung von drei reellen, gleich dunklen, durchaus nicht abgeflachten, sondern mit Stiel und Blättern fühlbaren und wohlriechenden Veilchen, gab ihr aber nur ein wirkliches Veilchen. Dieses Mal wurde Fräulein Z. total getäuscht und konnte mir unmöglich sagen, ob eines der Veilchen oder zwei oder gar alle drei reell oder suggerirt seien; alle drei meinte sie, seien dieses Mal reell; dabei hielt sie in einer Hand Luft, in der andern das wirkliche Veilchen. Man sieht, dass wenn man die Täuschung für alle Sinne eingibt, dieselbe vollendeter wird. Ich gebe z. B. einer andern Hypnotisirten ein wirkliches Messer und sage ihr, es seien deren drei. Sie ist dabei völlig wach und kann die vermeintlichen drei Messer von einander absolut nicht unterscheiden, weder beim Schneiden, noch wenn sie sie betastet, damit auf das Fenster klopft etc. Als andere Personen sie später darüber verlachten, wurde sie böse und behauptete fest, es seien drei Messer gewesen, ich hätte nur zwei davon später escamotirt; sie habe alle drei Messer gesehen, gefühlt und gehört, und lasse sich die Sache nicht nehmen.

Gefühle, Gedanken, Entschlüsse u. s. w. können ebensogut posthypnotisch als hypnotisch eingegeben werden. Die bei der oben erwähnten Alkoholistin und bei der Menstruation von Frauen erzielten Erfolge waren posthypnotisch. Zwei Mal nur gelang es mir, die Menstruation sofort, während der Hypnose selbst hervorzurufen oder zu coupiren.

Amnesie oder Erinnerungslosigkeit. Wir müssen hier noch nachdrücklichst vor der althergebrachten Verwechselung dieses Begriffes mit demjenigen der Bewusstlosigkeit warnen. Dass wir von einer bestimmten Zeitperiode unseres Lebens oder von gewissen Dingen, die wir erlebt haben, nichts mehr wissen, beweist durchaus nicht, dass wir dabei bewusstlos waren, auch dann nicht, wenn die Amnesie sich sofort an diese Zeitperiode anschliesst. Und dennoch haben wir meistens keinen andern Beweis, dass ein Mensch bewusstlos war, als eben seine Amnesie! Damit ist fast gesagt, dass es unmöglich ist, Bewusstlosigkeit nachzuweisen. Man kann nur von einer wahrscheinlichen Verschleierung des Bewusstseins sprechen. Gewöhnlich wird der Mensch über die Zeit einer tieferen Bewusstseinsverschleierung amnestisch, aber nicht immer. Und umgekehrt kann man durch Suggestion den Menschen nach Belieben über völlig klar bewusste Erlebnisse und Lebensperioden amnestisch machen. Die Amnesie über eine gewisse Zeitperiode bedingt somit nicht absolut die Unzurechnungsfähigkeit während derselben.

Die Amnesie spielt in der Hypnose eine sehr wichtige Rolle. Ich will ihre Bedeutung nur an einem Beispiel illustriren. Bei einem Mann, der Zahnweh hatte, suchte ich durch Suggestion Anästhesie hervorzurufen. Es gelang nur partiell. Die Zahnextraction wurde dennoch vorgenommen. Er erwachte dabei, schrie, packte die Hand des Arztes und wehrte sich. Ich suggerirte ruhig weiter, als der Zahn entfernt war: er schlafe sehr gut, habe nichts, gar nichts gespürt, werde nach dem Erwachen alles vergessen haben, er habe gar keinen Schmerz gehabt. Er schlief auch richtig ein und war beim Erwachen über alles amnestisch. Er bildete sich daher ein, nichts gespürt zu haben und war sehr froh und dankbar über die schmerzlose Zahnextraction. Ich liess ihn später durch dritte Personen darüber interpelliren, denen gegenüber er absolut keinen Grund haben konnte, etwa die Wahrheit zu verheimlichen. Allen gab er an, er habe rein Nichts gespürt. Im Gegensatz zu diesem Fall habe ich Zähne bei durch Suggestion anästhetisch gemachten völlig wachen Personen extrahiren lassen. Während der Extraction lachten diese Personen, die sonst den Schmerz sehr fürchteten, und hatten nicht die geringste Empfindung davon. Im ersten Fall hatten wir durch Suggestion nur das Bewusstwerden des Gedächtnissbildes, im zweiten Fall aber das Bewusstwerden des peripheren Reizes selbst gehemmt oder inhibirt.

Suggestion à échéance (Eingebung auf bestimmten Termin). Diese von der Nancy'schen Schule so trefflich dargestellte Erscheinung ist nur eine Varietät, aber eine praktisch hochwichtige Varietät der posthypnotischen Eingebung.

Ich sage einem Hypnotisirten: „Morgen um 12 Uhr, während Sie zum Essen gehen, wird Ihnen plötzlich der Gedanke kommen, dass Sie mir noch schnell schreiben wollen, wie es Ihnen geht. Sie werden nach Ihrem Zimmer zurückkehren und mir noch schnell schreiben, werden dann kalte Füsse bekommen und Ihre Pantoffeln anziehen." — Der Hypnotisirte hat nach dem Erwachen und bis am andern Tag um 12 Uhr keine Ahnung von der ganzen Sache. Im Moment, wo er zum Essen geht, taucht der suggerirte Gedanke in seinem Bewusstsein auf und die Suggestion wird pünktlich ausgeführt. Einer Hypnotisirten sage ich am Montag: „Nächsten Sonntag Morgen Punkt 7¼ Uhr wird Ihre Menstruation eintreten. Sie werden sofort zur Oberwärterin gehen, ihr den Thatbestand zeigen, dann zu mir kommen und es mir melden. Sie werden mich aber mit himmelblauem Rock und mit zwei langen Hörnern auf dem Kopfe sehen, und werden mich dann fragen, wann ich geboren sei." — Am nächsten Sonntag sass ich auf meinem Arbeitszimmer und hatte die Sache vergessen. Die Hypnotisirte klopft um 7 Uhr 35 Minuten an meine Thüre, tritt ein und platzt vor Lachen. Sofort erinnerte ich mich an meine Suggestion, die nun Wort für Wort und That für That vollzogen war, resp. weiter geschah. Die Menses waren Punkt 7¼ Uhr eingetreten und bereits der Oberwärterin gezeigt worden und so fort. Im Wachzustand hatte die Hypnotisirte vorher keine Ahnung von der ganzen Sache gehabt, auch nicht von der Zeit, wo die Menstruation eintreten sollte.

Die enorme Wichtigkeit der Suggestion à échéance springt in die Augen. Man kann die Gedanken und Entschlüsse des Hypnotisirten im Voraus für eine bestimmte Zeit bestellen, wo der Hypnotiseur nicht mehr zugegen ist; man kann zudem die Suggestion des freien Willensentschlusses geben. Man kann ferner die Suggestion geben, dass der Hypnotisirte keine Ahnung haben wird, dass der Trieb vom Hypnotiseur kam. Ja, bei sehr suggestiblen Leuten kann man selbst totale Amnesie der Hypnotisirung mit Erfolg eingeben: „Sie sind nie hypnotisirt worden; wenn man Sie darüber fragt, werden Sie vor Gott schwören, Sie seien in Ihrem Leben nie von Jemandem eingeschläfert worden; ich habe Sie nie eingeschläfert.“ — Dass darin vielleicht die schrecklichste forensische Gefahr der Hypnose liegt, ist für mich ganz klar. Von den oben erwähnten 19 gesunden Wärterinnen, welche in der Hypnose tief schlafen, haben nicht weniger als 13 Suggestions à échéance vollführt! Eine Seltenheit ist somit die Erscheinung nicht. Bei einer Wärterin ist sie mir, wie schon erwähnt, sogar bei der erstmaligen Hypnose gelungen.

Höchst merkwürdig sind die Ansichten der Hypnotisirten über die Quelle der erfolgreichen Termineingebung. Fragt man sie, wie sie dazu gekommen sind, das zu thun, so geben sie gewöhnlich an, es sei eine Idee, die ihnen zu der suggerirten Zeit gekommen sei, und der sie hätten folgen müssen. Regelmässig geben sie die Zeit genau an, wo ihnen die Idee kam, während man doch sonst nicht auf die Uhr schaut bei jedem Gedanken, den man hat. Dies ist als eine Mitwirkung der Suggestion zu betrachten. Weil man den Zeitpunkt suggerirt hat, achten sie auf denselben. Ferner tritt die suggerirte Idee unvermittelt plötzlich zum suggerirten Termin auf, gewöhnlich wenigstens. In einzelnen Fällen jedoch erscheint sie längere Zeit vorher; dem Hypnotisirten ist es schon vorher, „als müsse er zu jener erst kommenden Zeit das oder jenes thun oder denken“. — In seltenen Fällen kommt die Idee nicht mit dem subjektiven Charakter der Spontaneität, sondern als plötzlich auftauchende Erinnerung aus der Hypnose. Dann sagt der Hypnotisirte z. B.: „Plötzlich, um 12 Uhr habe ich mich daran erinnert, dass Sie mir gestern im Schlaf gesagt haben, ich solle heute um 12 Uhr zu ihnen kommen.“ Gewöhnlich hat die eintretende Termineingebung den Charakter des Zwanges, des unwiderstehlichen Triebes, bis sie ausgeführt ist; doch wechselt die Intensität des Triebes sehr. An diesen Eigenschaften erkennen für gewöhnlich geübte Somnambulen, dass es Suggestionen und nicht eigne Ideen oder Willensentschlüsse sind. Doch ist es meistens nicht schwer, sie zu täuschen, wenn man den Charakter des unnatürlichen Zwanges im Voraus wegsuggerirt, dafür freien spontanen Willensentschluss eingibt und den suggerirten Gedanken an wirkliche Vorkommnisse geschickt und logisch anknüpft. Auf diese

Weise ist es unschwer, den Somnambulen so zu täuschen, dass er ganz überzeugt bleibt, spontan aus freiem unbeeinflussten Willen gehandelt zu haben.

Am wunderbarsten ist dabei die Thatsache, dass der Inhalt der Suggestion im Zeitraum von der Hypnose bis zum Termin fast nie im Wachzustand bewusst wird. Hypnotisirt man dagegen den Betreffenden während dieses Zeitraumes und fragt ihn in der Hypnose darüber, was er dann und dann zu thun habe, so weiss er es in der Regel ganz genau. Bernheim schliesst daraus, nach meiner Ansicht nicht mit Recht, dass der Hypnotisirte die ganze Zeit hindurch daran denke, und es nur nicht wisse. Ich glaube nicht, dass man sich so ausdrücken darf, weil es die psychologischen Begriffe stört. Es handelt sich um ein unbewusstes Denken, resp. Wissen, um einen unter der Schwelle des Bewusstseins schlummernden Hirndynamismus, der durch ein mit ihm und mit dem bestimmten Termin zugleich associiertes Zeitmerkzeichen wiederholt wird. Nur so kann man sich vor allem die Termineingebungen erklären, welche Liébeault, Bernheim und Liégeois sogar bis nach einem Jahre mit Erfolg erzielten. Bei kurzen Termineingebungen kann das Zeitgefühl ohne Zeitmerkzeichen genügen, um die Suggestion am richtigen Termin hervorzurufen.

Die Erscheinungen der Termineingebungen sind übrigens identisch mit denjenigen der andern posthypnotischen Suggestionen.

Wachsuggestion. Bei sehr suggestiblen Menschen kann man, ohne den hypnotischen Schlaf einzuleiten, im vollen Wachen erfolgreich die Suggestion anwenden und dabei alle Erscheinungen der Hypnose oder der posthypnotischen Suggestion hervorrufen. Man hebt den Arm und sagt: Sie können ihn nicht mehr bewegen! Und der Arm bleibt in kataleptischer Starre. Man kann Anästhesie, Hallucinationen (auch negative), Amnesien, Mutacismus, Erinnerungstäuschungen, kurz, was man will, auf diese Art mit ebenso sicherm Erfolg als in der Hypnose suggeriren. Und nicht etwa nur bei Hysterikern, sondern bei völlig gesunden Menschen kann die Wachsuggestion erzielt werden.

Meistens erzielt man die Wachsuggestibilität erst bei Leuten, die schon einmal oder einige Male in hypnotischen Schlaf versetzt waren. Doch kann man auch bei wachen Menschen, die noch nie hypnotisirt worden sind, starke Suggestivwirkungen erzielen. Einer mir bekannten sehr intelligenten und charakterfesten Dame wurde der Arm kataleptisch fixirt durch die Suggestion eines Magnetiseurs, während sie vollständig wach war und von Hypnose nie etwas erfahren hatte. Mir gelang es bei 2 durchaus nicht hysterischen Frauen von 4, bei welchen ich es versuchte.

Man kann aber durch Eingebung der Wachsuggestibilität im hypnotischen Schlaf die Wachsuggestibilität da erzielen, wo sie vorher nicht vorhanden zu sein schien; sie wird selbst suggerirt. Ich bin fest überzeugt, dass nur die nöthige Uebung und Keckheit nöthig sind, um bei einem grossen Prozentsatz der normalen Menschen Wachsuggestibilität hervorzurufen, denn sie ist mir bei allen den oben erwähnten 19 tiefschlafenden Wärterinnen gelungen.

Zustand der Seele während der Ausführung der posthypnotischen Eingebungen, der Suggestions à échéances und der Wachsuggestionen. Wer alle diese Erscheinungen öfters beobachtet hat, muss sich bald darüber klar sein, dass der Zustand der Seele des Hypnotisirten in den drei eben genannten Fällen der gleiche sein muss und ist: die Seele ist wach, und doch verändert. Wie denn verändert? Diese Frage haben sich zuerst Liégeois[1]), ferner Beaunis[2]) und dann Delboeuf[3]) vorgelegt. Liégeois bezeichnet diesen „Zustand“, in welchem der Hypnotisirte vollständig wach und normal ist, bis auf den Punkt, welcher vom Hypnotiseur „verboten oder befohlen wird“, mit dem Ausdruck „Condition prime“. Dieser Ausdruck soll ein Analogon zur „Condition seconde“ bilden, als welche Azam den zweiten Bewusstseinszustand seiner Felida (Fall von doppeltem Bewusstsein im Wachzustand) bezeichnete. Später kommt aber Liégeois selbst zur Ansicht, dass die Condition prime nur eine Varietät der Condition seconde ist. Beaunis bezeichnet die Condition prime als „veille somnambulique“. Delboeuf dagegen glaubt bewiesen zu haben, dass in allen diesen Fällen der Hypnotisirte einfach wieder hypnotisirt ist, und dass es sich somit nur um gewöhnlichen Somnambulismus handelt, nur mit offenen Augen. Die Suggestion rufe einfach unbewusst eine neue Hypnose durch Association hervor.[4])

---

[1]) Jules Liégeois: De la suggestion hypnotique dans ses rapports avec le droit civil et le droit criminel, Paris 1884 (Alphonse Picard).

[2]) Beaunis: Recherches expérimentales sur les conditions de l'activité cérébrale etc. Somnambulisme provoqué p. 67.

[3]) Revue de l'hypnotisme. 1ère année, 1887, p. 166.

[4]) Nachdem ich diesen Aufsatz beendigt hatte, fand ich einen Aufsatz Delboeufs in der Revue de l'hypnotisme (1. April 1888), worin er sich über die fraglichen Erscheinungen wesentlich anders äussert und den allmählichen

Nach meinem Dafürhalten trifft keine dieser Ansichten zu, weil alle zu dogmatisch, zu systematisirend sind. Gewiss hat Delboeuf für viele Fälle recht. Es kann bei den posthypnotischen, den Termin- und den Wacheingebungen der Eintritt der Verwirklichung der Suggestion die Autosuggestion der Hypnose hervorrufen; der Blick wird starr, und es kann der Hypnotisirte sogar nachher über alles amnestisch sein. Will man aber diese Fälle generalisiren, so täuscht man sich ebensosehr, als wenn man die unzweifelhaften Fälle, wo die Suggestion in vollständig klarem Wachzustand verwirklicht wird, verallgemeinert. Man kann, wiederum durch Eingebung, alles Hypnotische aus diesen Zuständen ausmerzen, bis sie dem vollen Wachzustand immer identischer werden. Es gibt da alle Stufen vom starren bis zum völlig klaren Blick, vom kritiklosen Automatismus, dem der gröbste Unsinn, wie im Traum ganz natürlich und selbstverständlich erscheint, bis zur feinsten schärfsten Selbstkritik des Hypnotisirten, bis zum wüthenden Kampf gegen den Zwang, den Trieb der Suggestion. Ja, man kann die Suggestion auf so natürliche und unbedeutende Details beschränken, welche man wiederholt in der zeitlichen Verkettung des Denkens einflicht, dass selbst von einer Condition prime im Sinne Liégeois keine Rede mehr sein kann. Ich habe, abgesehen von den individuellen Verschiedenheiten, beobachtet, dass die besprochenen Zustände umsomehr sich der Hypnose nähern, als man einen grösseren zusammenhängenderen und zugleich barockeren Complex suggerirt, umsomehr dagegen dem normalen Wachzustand ähneln, als die Suggestion naturgemässer, wahrscheinlicher, beschränkter und kürzer ist. Beispiele werden die Sache am deutlichsten erläutern.

Ich sage einer Frau im vollen Wachen, indem ich ihren Arm hebe, sie könne ihn nicht mehr bewegen. Sie staunt, versucht vergebens den Arm zu senken, genirt sich u. s. w. Ich füge aber rasch nacheinander folgende Suggestionen hinzu: „Hier kommt ein Löwe; sie sehen ihn; er will uns fressen — jetzt geht er weg. Es wird dunkel. Der Mond scheint. Sehen Sie den grossen Fluss da mit den Tausenden von Fischen. Sie sind steif am ganzen Leib, können sich nicht rühren u. s. w.“ — In wenigen Secunden

---

Uebergang des Wachzustandes durch Suggestivzustände im Wachen bis zur eigentlichen Hypnose nun zugibt, ohne übrigens auf seine frühere Ansicht zurückzukommen. Da ich ganz unabhängig von ihm zu der oben erwähnten Ueberzeugung gekommen bin, lasse ich den Text unverändert.

durchtoben alle diese Eindrücke als sinnliche Wahrnehmungen mit entsprechenden Gefühlen das Bewusstsein der Frau, und ihr Seelenzustand nähert sich immer mehr der gewöhnlichen Hypnose; es wird ihr „wie im Traum".

Umgekehrt aber sage ich derselben hypnotisirten Wärterin: „Sie werden jedesmal, wenn der Herr Assistenzarzt durch die Abtheilung geht und Sie ihm über das Verhalten der aufgeregten Patientin Luise C. referiren, sich versprechen und Lina C. sagen. Sie werden es merken, versuchen, sich zu corrigiren, aber Sie werden nicht können, sondern immer Lina für Luise sagen. Und jedesmal, wenn Sie denselben Assistenzarzt mit ‚Herr Doktor' ansprechen werden, werden Sie sich zugleich, ohne es zu merken, mit der rechten Hand auf der rechten Stirnseite kratzen." Die Suggestion verwirklicht sich. Mitten im gewöhnlichen Sprechen verspricht sich die Wärterin regelmässig und sagt Lina C. für Luise C.; es ist wie die suggerirte Paraphasie eines Wortes. Sie merkt es, will sich corrigiren, verspricht sich aber wieder in gleicher Weise und wundert sich darüber. Jedesmal fast, dass sie den Assistenzarzt mit seinem Namen anspricht, kratzt sie sich, genau wie ihr suggerirt wurde. Wunderbar ist es, zu sehen, wie die ahnungslose Wärterin sich fast jeden Tag wieder über das Sichversprechen beim Namen der C. aufhält, sich darüber entschuldigt und wundert, sie könne nicht begreifen, was sie habe, dass sie sich bei diesem Namen immer verspreche, so etwas wäre ihr in ihrem Leben noch nicht vorgekommen. Das Kratzen dagegen geschieht ganz instinctiv, ohne dass sie es merkt. Jetzt, nach einigen Wochen, fängt sie allmählich an, sich so zu helfen, dass sie den Vornamen weglässt und nur „die C." sagt! Und zu dieser so lange Zeit hindurch wiederkehrenden Störung hat eine einzige Suggestion genügt. Man müsste hier annehmen, dass die „Condition prime" immer nur während des Aussprechens des Vornamens und während des Kratzens währt, während die übrige Rede im normalen Wachzustand geschieht. Aber während sie kratzt, spricht sie Dinge, die nicht suggerirt waren und völlig vernünftig sind; folglich existirt die „Condition prime" nur für einen Theil der psychischen Thätigkeit.

Einem gebildeten jungen Mann (Studenten) gab ich in der Hypnose die Suggestion, er werde nach dem Erwachen mit seiner linken Hand meine rechte Schulter klopfen. Er widerstand dem Trieb, weil er sehr eigensinnig ist und um keinen Preis die Freiheit seines Willens beeinträchtigen lassen wollte. Er ging nach

Hause. Ich hatte ihn für eine Woche später wieder bestellt, und als er wiederkam, gestand er mir, wie meine Suggestion ihn die ganze Woche gequält hatte, und zwar so, dass er einige Male auf dem Punkt stand, zu mir (3/4 Stunde weit) zu kommen, um mir auf die Schulter zu klopfen. War denn die ganze Woche, wo der Betreffende im Uebrigen arbeitete, Vorlesungen hörte, schlief u. s. w., eine „Condition prime"?

Bei einer intelligenten, sehr suggestiblen Wärterin wirkten die Suggestions à échéance so mächtig, dass sie mir erklärte, sie sei absolut überwältigt und wäre gezwungen, sogar einen Mord zu begehen, wenn ich ihr denselben suggeriren würde, so furchtbar sei der Trieb, auch den grössten Unsinn zu begehen. Ihre wiederholten energischsten Versuche, zu widerstehen, steigerten nur den Trieb um so heftiger. Einmal sprach sie mir in Gegenwart von zwei Personen über den Hypnotismus und sagte mir: „Aber, Herr Director, es ist gleich; ich muss zwar alles thun, was Sie mir im Schlaf eingeben — aber, obwohl ich vorher gar nichts davon weiss, merke ich immer, dass es von Ihnen kommt, wenn es kommt; es ist so ein eigenthümlicher Trieb, wie etwas Fremdes." — So sagte ich ihr: „Schlafen Sie!" Sie schlief sofort ein. Ich sagte ihr dann: „Eine halbe Minute nach Ihrem Erwachen wird Ihnen, ganz von selbst, die Idee kommen, mich Folgendes zu fragen: „Ach, Herr Director, ich habe Sie schon lange fragen wollen, wie kommt es, dass man beim Hypnotisiren so blitzartig einschläft. Im gewöhnlichen Schlaf ist es nicht so; man schläft langsamer ein. Wie kommt denn das? es ist so wunderbar; — Sie haben dann keine Ahnung, dass ich Ihnen das im Schlaf gesagt habe; die Idee ist ganz von Ihnen; Sie haben es mich ja schon lange fragen wollen. Zählen Sie jetzt bis 6 und dann sind Sie wach." — Sie zählt, wird wach, versichert mich, sehr gut geschlafen zu haben [1]). Dann, nach ungefähr 1/2 Minute bricht sie, das höchste Interesse mit stark fragendem Ton bekundend, mit der suggerirten Phrase Wort für Wort aus. Ich höre sie ruhig an, gebe ihr eingehend Antwort, und frage sie dann, wie sie dazu komme, mir die Frage zu stellen. — „Ja, das habe ich Sie schon lange fragen wollen." — „Ist es nicht eine Suggestion, die ich Ihnen soeben im Schlaf gegeben habe?" — „Durchaus nicht; ich lasse mich nicht täuschen, das ist meine eigene Idee." — „Und Sie täuschen sich doch; hier sind zwei Zeugen, die gehört

---

1) Schlief auch jedes Mal äusserst tief, was objectiv unverkennbar war.

haben, dass ich es Ihnen Wort für Wort vor zwei Minuten suggerirt habe!" — Die arme Hypnotisirte war sehr verdutzt und musste nun zugeben, dass sie nicht jede Suggestion als solche erkenne, sondern wohl nur solche, welche barock genug waren, um nicht eignes Hirngewächs sein zu können.

Ich könnte noch viele Beispiele anführen, da ich diesem Gegenstand eine besondere Aufmerksamkeit gewidmet habe. Die oben erwähnte posthypnotische Hallucination einer Dame, welche zwei suggerirte Veilchen von einem wirklichen nicht unterscheiden konnte, gehört z. B. auch hierher. Aber es dürfte genügen, um zu zeigen, dass man eine Suggestion derart in die normale Thätigkeit der wachen normalen Seele einschmuggeln und einflechten kann, dass jede hypnoseartige Nebenerscheinung ausgeschlossen wird. In diesen Fällen wird der Hypnotisirte völlig getäuscht, glaubt spontan zu denken oder zu wollen, den schmarotzenden Willen des Hypnotiseurs nicht ahnend.

Nie schöner, nie beweiskräftiger ist Spinozas Ausspruch — „Die Illusion des freien Willens ist weiter nichts als die Unkenntnis der Motive unserer Entschlüsse" — begründet worden, als durch dieses hypnotische Experiment. Es ist eine förmliche Demonstratio ad oculos, dass unser subjectiv freier Wille objectiv bedingt ist. Der einzige Unterschied ist, dass er beim Hypnotisirten durch Suggestionen eines andern, beim Nichthypnotisirten durch Autosuggestionen bestimmt wird.

Eine interessante und häufige Zwischenform zwischen Hypnose und Wachzustand besteht darin, dass der Hypnotisirte zwar offene Augen hat, sich wie ein normaler Mensch benimmt und gar nichts vergisst, dass er aber einen leicht starren Blick zeigt, unnatürliche, sinnlose Suggestionen natürlich findet, d. h. dass er sich gar nicht über dieselben wundert und sie ausführt, ohne sie zu diskutiren. Fragt man ihn später darüber, so gibt er nicht selten zu, es sei ihm noch etwas taumelig oder traumhaft gewesen; er sei nicht so ganz vollständig wach und klar gewesen.

Dauernde Erfolge der Suggestion. Kann man durch Suggestion die Seele oder irgend eine Nervenfunktion dauernd ändern, und wäre es nur in einem Detailpunkt?

Diese Frage ist öfters gestellt, doch kaum befriedigend beantwortet worden. — Man hat Suggestions à échéance auf die Dauer eines Jahres gegeben; man hat durch Suggestion tagelang dauernden Schlaf erzielt; man hat vor allem eine Reihe dauernder therapeutischer Erfolge aufzuweisen. Und dennoch, auf der andern Seite, muss jeder, der sich mit Hypnose befasst hat, zugeben, dass sich mit der Zeit die Wirkung einer Hypnose abschwächt und dass der Hypnotisirte nach längerem Fernbleiben des Hypnotiseurs allmählich aufhört, unter seinem Einfluss zu stehen.

Mir scheinen die therapeutischen Erfolge der Hypnose, genau betrachtet, am besten über diesen scheinbaren Widerspruch Aufklärung zu geben. — Ich glaube, dass man einen dauernden Erfolg erzielen kann nur 1. entweder, wenn die erzielte Aenderung in sich selbst die Kraft trägt, dadurch, dass sie durch einmalige oder wiederholte Suggestion zur Autosuggestion oder Gewohnheit erhoben wird, sich im Kampf ums Dasein zwischen den einzelnen Dynamismen des Centralnervensystems zu behaupten; 2. oder wenn ihr diese ihr an sich fehlende Kraft durch Hilfsmittel verschafft wird, welche man allerdings vielfach auch durch Suggestion herbeiziehen kann. — Man muss dabei stets die Suggestion geben, dass der Erfolg dauernd sein wird; erfahrungsgemäss aber wirkt dieses selten vollständig.

Beispiele. Zu 1. Ein Kind hat die schlechte Gewohnheit behalten, sein Bett zu nässen. Durch Suggestion wird es gezwungen, Nachts aufzustehen und in den Topf zu uriniren, schliesslich sogar den Urin zu halten. Die schlechte Gewohnheit wird durch eine gute ersetzt, welche zugleich, weil sie normal ist, sich leicht befestigt. Das Kind hatte sich gewöhnt, gemüthlich in der Nässe zu schlafen. Jetzt aber gewöhnt es sich, trocken zu bleiben. Schon der Traum der Nässe wird es wecken. Wir können hier definitive Heilung erzielen. Zu 2. Jemand leidet an Migränen, Schlaflosigkeit, Appetitlosigkeit, Müdigkeit und ist in Folge dessen blutarm und mager geworden. Es gelingt mir, ihm Schlaf und Appetit durch Suggestion zu verschaffen. Dadurch verliert sich bald die Blutarmut; der Hypnotisirte nimmt an Ernährung und Körpergewicht zu; der Schlaf curirt die nervöse Erschöpfung und dadurch die Migräne (die übrigens auch direct momentan wegzusuggeriren ist). Dadurch ist das Gleichgewicht im Organismus wieder hergestellt und die Heilung wird eine dauernde sein, wenn die Ursache, welche die Krankheit hervorgebracht hatte, ihrerseits nicht wiederkehrt oder nicht auch eine dauernde ist.

Daher glaube ich auch, dass die Suggestion erworbene Laster und schlechte Gewohnheiten, sowie gewisse erworbene Leiden, besonders mit Hilfsmitteln, nicht selten definitiv wird beseitigen können, dass sie dagegen niemals erbliche oder constitutionelle Charaktereigenschaften dauernd ändern wird. — Sie wird in solchen Fällen nur von vorübergehender Wirkung sein, wie sie es auch so oft bei intensiven und besonders bei eingewurzelten Uebeln ist.

Jeder länger dauernde Erfolg einer Suggestion, wenn er Thätigkeiten im Wachzustand betrifft, ist eo ipso posthypnotisch. Somit gehört logischer Weise derselbe zur „Condition prime" Liégeois, z. B. suggerirte Menstruation, die suggerirte Heiterkeit, das suggerirte Verschwinden des Heimwehs u. s. w. Wollte man da die Logik auf die Spitze treiben, so würde ein durch Suggestion definitiv geheilter Mensch lebenslänglich in der „Condition prime" bleiben. Ich will damit nur deutlich zeigen, dass eine Grenze zwischen dem veränderten Zustand der Seele in der Hypnose und ihrem vollständig normalen Thätigkeitszustand im Wachen nicht vorhanden ist. Alle Nuancen und Abstufungen lassen sich experimentell erzeugen. Zwischen dem spontanen Schlaf und dem Wachzustand lassen sich auch ohne Suggestion bei manchen Menschen ziemlich nuancirte Uebergänge beobachten. Dieselben sind aber durch den Zufall der Autosuggestion producirt und daher bei Weitem nicht so fein nuancirt und nicht so systematisch abgestuft, wie man es durch die Suggestion erzielen kann.

Hallucination retroactive oder suggerirte Erinnerungstäuschung. Bernheim nennt „Hallucination rétroactive" die suggerirte Erinnerung an nie Erlebtes. Da es sich hier nicht um effective actuelle Wahrnehmung und auch nicht nothwendig um Erinnerung an Wahrnehmungen (es kann ebenso gut die Erinnerung eines Gedankens, eines Gefühles, einer That sein) handelt, kann ich den Ausdruck nicht zutreffend finden. Es ist auch nicht ganz genau das Gleiche wie die in der Psychopathologie als Erinnerungstäuschung bezeichnete Erscheinung, weil dieselbe stets die Rückversetzung eines actuellen Wahrnehmungscomplexes in die Vergangenheit ist. Doch ist meiner Ansicht nach der suggerirte Vorgang psychologisch mit der Erinnerungstäuschung gleichwerthig; es wird nur der Begriff derselben etwas erweitert.

Beispiel: Einem Fräulein X. sagte ich plötzlich, im Moment, wo ein ihr gänzlich unbekannter junger Mann ins Zimmer trat (sie war wach): „Sie kennen diesen Herrn; er hat Ihnen vor einem Monat am Bahnhofplatz ihre Börse gestohlen und ist damit durchgebrannt u. s. w." Sie schaute ihn an, zuerst etwas staunend, war aber gleich überzeugt, erinnerte sich genau, fügte sogar hinzu, es seien 20 Francs in ihrer Börse gewesen; und schliesslich verlangte sie die Bestrafung des Betreffenden. Wenn ich Jemandem Amnesie über irgend eine vergangene Zeitperiode oder über einige seiner Hirndynamismen (eine erlernte Sprache z. B.) mit Erfolg suggeriren kann, kann ich ihm umgekehrt ebenso gut ein unwirkliches Plus von Erinnerungen suggeriren, sofern ich die entsprechenden Vorstellungen in sein Gehirn bringe. Wenn ich dem Hypnotisirten sage: „Sie können Sanskrit sprechen," wird er es nicht können (wenn er es nie gelernt hat); wenn ich ihm aber sage: Sie haben das und jenes erlebt, gethan, gesagt, gedacht u. s. w., so glaubt er es gesagt, gethan, gedacht zu haben, assimilirt vollständig die Suggestion zu den Erinnerungen seines vergangenen Lebens und completirt dieselbe da, wo der Hypnotiseur Lücken gelassen hatte (z. B. im erwähnten Fall den Inhalt der Börse). Ein achtjähriger Knabe, den ich dem versammelten Juristenverein in Zürich demonstrirte, schwört vor Gott, auf meine Suggestion hin, dass einer der vor ihm stehenden Herren Juristen ihm sein Taschentuch vor acht Tagen gestohlen habe. Er fügt selbst, als er darüber gefragt wird, genau den Ort und die Stunde hinzu. Fünf Minuten später suggerire ich ihm, dass das alles nicht geschehen ist und dass er es nie behauptet hat. Mit ebenso grosser Keckheit verleugnet er, schwörend, das einen Augenblick vorher abgelegte Zeugniss.

Es ist ein grosses Verdienst Bernheim's, an der Hand vieler Beispiele diese hochwichtige Thatsache klargelegt zu haben. Bernheim hat sogar solche retroactive Suggestionen collectiv gegeben und damit eine Reihe falscher Zeugen erzeugt, welche mit innigster Ueberzeugung ihr Zeugniss abgaben. — Er hat darauf hingewiesen, dass besonders bei Kindern, welche instinctiv geneigt sind, alles mehr oder weniger zu acceptiren, was ihnen von Erwachsenen in einem gewissen Ton gesagt wird, ungemein leicht solche Erinnerungstäuschungen durch Suggestion beim vollen Wachen zu erzeugen sind. Da nun aber die Suggestion in vielen Fällen, wenn starke Eindrücke auf die Phantasie einwirken, auch ohne dass je ein hypnotischer Schlaf vorangegangen ist, von Erfolg sein kann, und dieses bei Kindern und schwachen Menschen ganz besonders, so sieht man, wie nahe die Gefahr der Eingebung eines falschen Zeugnisses, besonders falscher Geständnisse durch den Untersuchungsrichter liegt. — Bernheim hat auch darauf hingewiesen, dass in der That solche Fälle bei Strafrechtsproceduren nicht selten vorgekommen sein müssen und zweifellos vorgekommen sind. Juristen werden gewiss im Stande sein, aus der Geschichte berühmter Processe manche solcher Fälle herauszufinden.

Man kennt in der Psychiatrie schon lange Fälle falscher Selbstbeschuldigungen, wo die Geisteskranken sich mit allen den genauesten Details eines nicht begangenen Verbrechens selbst anklagen und sich dem Gericht zur Bestrafung stellen. Ebenso kennt man bei denselben das Vorkommen falscher Anklagen gegen andere Menschen. Man hat diese Dinge bisher stets einfach als Wahnideen betrachtet, welche auf der Basis des Versündigungswahnes oder des Verfolgungswahnes oder der Hysterie, der Manie u. s. w. beruhen, was auch meistens zutrifft. Die Kranken sind davon überzeugt; die Wahnideen sind überhaupt zwangsartige auf Geisteskrankheit beruhende Autosuggestionen. Aber es gibt Fälle, wo diese Selbstbeschuldigungen einen typischen suggestiven Charakter haben und mit nur sehr geringfügiger geistiger Abnormität verbunden sind. Ich habe selbst einen Fall beobachtet (Mann), der sich eines in Wirklichkeit von einem anderen begangenen Mordes beschuldigte und dabei nur sehr wenig melancholisch verstimmt war. Er wurde nach wenigen Tagen einsichtig und gab an, es habe der betreffende wirkliche Mord ihm einen grossen Eindruck gemacht; er habe kurz vorher mit der Hehlerin des Mörders verkehrt und nun sei es ihm plötzlich so geworden, als habe er den Mord begangen; alle einzelne Umstände, die seine Phantasie ihm dabei ausmalte, kamen ihm so vor, als habe er sie erlebt; er war überzeugt und konnte nicht anders, als sich der Polizei zur Verfügung zu stellen und ihr alles zu gestehen. Jetzt sei es ihm klar, dass alles nur eine Täuschung, wie ein Traum gewesen sei.

Bei manchen Hysterikern und Phantasielügnern finden wir einen ähnlichen Zustand. Diese Menschen lügen die andern und sich selbst beständig an, sind aber thatsächlich nicht im Stande, Erlebtes vom Ersonnenen zu unterscheiden. Sie schwindeln und erdichten halb oder ganz unbewusst. Man verkennt sie psychologisch ganz und gar, wenn man ihren falschen Angaben den Werth bewusster Lügen beimisst. Es sind Instinctlügner; sie können nicht anders als lügen, auch wenn man sie beschwört, prügelt oder verachtet, alle erdenkliche Mittel der Güte und Strenge anwendet, um ihnen das Lügen zu verleiden; sie fahren ganz automatisch, unbewusst fort, die einfältigsten, nutzlosesten Dichtungen einem vorzuschwindeln. Ich habe in meiner Jugend einen solchen unglücklichen

Kameraden genau verfolgt und vergebens auf verschiedenste Art in die Kur genommen. Er hatte diese autosuggestive Eigenschaft von seiner Mutter geerbt, die er nie gekannt hatte, da sie ihn wenige Wochen nach seiner Geburt verliess. — Wir haben es hier mit einem constitutionellen Gehirn- resp. Geistesfehler zu thun, der mit einer habituellen krankhaften Autosuggestibilität nicht ohne Verwandtschaft sein dürfte.

Simulation und Dissimulation der Hypnose. Aus Allem muss für jeden einsichtigen Menschen klar werden, 1. dass der Ausspruch jener ungläubigen „esprits forts", welche kurzweg die Hypnose für Schwindel erklären, auf beschränkter Voreingenommenheit ohne eigene Prüfung der Thatsachen beruht; 2. dass aber anderseits, wie alle besseren Experimentatoren es bezeugt haben, bei hypnotischen Experimenten eine genaue Kritik und Selbstkritik nothwendig ist. Es gibt Menschen, welche aus krankhafter Schwindel- oder Lügensucht die Symptome der Hypnose halb unbewusst simuliren. Es sind meistens Hysteriker oder auch die oben erwähnten Lügner. Da aber diese Menschen, wie wir sahen, selbst ihre Lügen glauben, ist ihre Hypnose weder je ganz reell noch je ganz simulirt. Sie spielen mit derselben, fügen Autosuggestionen hinzu, gehorchen oft nur denjenigen Eingebungen, die ihren Launen gerade passen u. dgl. mehr. Je phantastischer, theatralischer die Suggestion ist, desto besser gelingt sie gewöhnlich bei ihnen. Das sind höchst unzuverlässige Kunden. Gewisse Schulen, vor Allem die Schule der Salpêtrière, haben leider den grossen Fehler begangen, solche Individuen als Grundlage ihrer Experimente zu benutzen. — Es gibt aber andere bornirte Menschen, welche meinen, man wolle nur haben, dass sie sich so stellen, als wenn sie schliefen, und die „aus Gefälligkeit für den Experimentator" simuliren. Bernheim machte darauf aufmerksam. Es ist aber sehr leicht, durch Selbstcontrole, durch genau gestellte Fragen, die Quelle dieser Täuschung aufzufinden. Anderseits nun gibt es schwacheitle Menschen, welche sich nachträglich schämen, hypnotisirt worden zu sein, und welche behaupten, simuliert zu haben, während sie in Wirklichkeit ganz gut hypnotisirt waren. Bernheim hat speciell noch auf diese Fälle aufmerksam gemacht, die ich ebenfalls einige Male beobachtet habe. Kommt man dahinter, so genügen gewöhnlich einige richtig applicirte Suggestionen, um sie zum spontanen Geständniss ihrer falschen Aussage am zuständigen Ort zu zwingen. Andere wiederum sind im aufrichtigen Glauben, nicht hypnotisirt worden zu sein, weil sie nicht amnestisch sind. „Sie hätten nicht versuchen wollen", den Arm herunterzuthun. Da genügt eine kühne Herausforderung, Sie zu überweisen: „Versuchen Sie doch mit Ihrer ganzen Kraft; ich erlaube es Ihnen; ich bitte Sie darum — aber Sie können nicht."

Zeigt man Misstrauen einem Hypnotisirten gegenüber, so kann man ihm dadurch, ohne es zu merken, die Suggestion geben, er habe simulirt und ihn so zu einem falschen Simulationsgeständniss (Erinnerungstäuschung) veranlassen. Ich sah einen classischen Fall derart, den ein misstrauischer Arzt verursachte:

Der Hypnotisirte, ein Mann, kam zu mir in Thränen aufgelöst und gestand mir, er habe gar nie geschlafen, es sei alles Schwindel gewesen, er habe alle Nadelstiche empfunden, die posthypnotischen Erscheinungen nur so gemacht, um mir zu gefallen etc. Neben ihm stand der Arzt mit ernster Miene, der ihm dieses Geständniss (natürlich durch Suggestivfragen und in bester Absicht) entlockt hatte. Ich ging scheinbar darauf ein, machte dem Hypnotisirten die Lection, sagte ihm, er solle sich schämen, so charakterlos zu sein, und liess ihn heilig versprechen, mir von nun an stets nur die purste Wahrheit zu sagen, was er mir mit tiefster Gemüthsbewegung versprach. So rührend die Scene war, so wusste ich doch ganz genau, dass er nicht simulirt hatte, denn er war tief hypnotisirt gewesen, total somnambül; sein Gesichtsausdruck in der Hypnose und beim Erwachen gehörte zu denjenigen, welche nicht simulirt werden können. Sofort nach dem Schwur und der Versöhnung hypnotisirte ich ihn in Gegenwart des Arztes wieder. Ich suggerirte dann Anästhesie der Hand. Die zwei ersten Nadelstiche spürte er noch und gab dies auch in der Hypnose an; die späteren aber spürte er absolut nicht mehr, negirte auch etwas empfunden zu haben, und die übrigen Suggestionen gelangen wie früher. Nach dem Erwachen gab er an, zwei Nadelstiche gespürt zu haben. Von allen Uebrigen wusste er nichts mehr, obwohl die vielen späteren Nadelstiche tiefer waren als die ersten. Damit war der Hypnotisirte beruhigt und der Arzt belehrt.

Man sieht, dass die zwei letzten Categorien von Täuschungen keine ernste Schwierigkeit bieten, während die erste, durch ihre unentwirrbare Vermengung mit wirklicher Hypnose, oft absolut nicht klarzustellen ist. Es bliebe nur noch eine klarbewusste Simulation aus bestimmtem Zweck übrig. Dieselbe kann vorkommen und kann anfänglich täuschen, weil man bei der erstmaligen Hypnose eines Menschen vorsichtig sein muss. Doch riskirt der Simulant wirklich gefangen, d. h. hypnotisirt zu werden, wenn er sich zu gut in seine Rolle hineindenkt. Thut er es nicht, so wird er einen geübten Experimentator nicht lange täuschen. Zudem hat die Sache nur den Werth eines ziemlich einfältigen Spasses, den die wenigsten Menschen treiben, vor allem nicht die Kranken, die geheilt werden wollen.

Bedeutung der Suggestion. Wir können, auf das bereits Gesagte verweisend, uns kurz fassen. Die erste Bedeutung der Suggestion ist eine psychologische und psycho-physiologische. Sie gibt dem Psychologen die naturwissenschaftliche Experimentalmethode in die Hand, die ihm bisher gefehlt hatte. Und was für ein wunderbar feines und mannigfaltiges Reagens ist sie, mit welchem alle Eigenschaften der Seele bis in ihre feinsten Nuancen der Logik, der Ethik, der Aesthetik beeinflusst und modificirt werden können!

Die Suggestion zeigt sich bei genauer Betrachtung als ein Eingriff in der associativen Dynamik unserer Seele. Sie dissociirt, was associirt war, und associirt, was nicht associirt war. Ihr Haupteingriff ist aber ein hemmender, ist eine Dissociation der associirten (unbewussten) Seelen- (Gehirn) Automatismen. Die dissociirte Grosshirndynamik des Hypnotisirten ist im Zustand der Schwäche, der „Hypotaxie", gegenüber der gut concentrirten und associirten Dynamik des Hypnotiseurs, die ihr vermittelst der Sinnesorgane aufoctroyirt wird. Ihre Thätigkeit wird plastisch lenksam, muss unwiderstehlich sich der Suggestion anschmiegen. Die Ursache dieser Subordination liegt aber nicht in einer besonderen Stärke des Hypnotiseurs, sondern in dem subjectiven Gefühl des Unterliegens von Seiten des Hypnotisirten. Im normalen Schlaf sind wir Alle im Zustand der Hypotaxie, der Schwäche, der Dissociation, verwechseln wir Alle unsere Gedanken (Träume) mit Erlebnissen. Deshalb ist der Schlaf für die Suggestion so vortheilhaft. Im Schlaf muss das kräftigere Gehirn den Suggestionen des sonst schwächeren, aber jetzt wachenden, und daher kräftiger associirten gehorchen. Ist aber einmal eine Seele A (ein Gehirn) auf diese Weise von einer anderen B energisch beeinflusst worden, so bleibt durch die Erinnerung, welche die Ueberzeugung schafft, dass die Seele B das Vermögen habe, auf die Seele A einzuwirken, die Disposition zu einem späteren immer stärkeren Beeinflusstwerden durch B vorhanden. — In Wirklichkeit aber ist es die Thätigkeit der Seele (des Gehirns) A, welche die mächtigen Suggestivwirkungen vollbringt. Sie wird nur von der Seele B genau und nach Belieben gelenkt, dissociirt, associirt, gehemmt oder zur kräftigsten Entfaltung angeregt. Das Bändigen der Löwen und Elephanten beruht auf ähnlichen Vorgängen.

B benutzt nur die in A vorhandenen Dynamismen, welche in der der Seele A eigenthümlichen Art und Weise arbeiten und den Suggestionen von B nur deshalb folgen, weil sie nicht mehr einer bewussten Gesammtconcentration gegenüber B fähig und ihrer eigenen Stärke nicht bewusst sind. Die Dynamismen des A werden daher immer mehr von B's Suggestionen überrumpelt und folgen immer automatischer denselben.

Wir finden ganz ähnliche Erscheinungen bei dem Einfluss der Menschen auf einander im politischen Leben, im socialen Leben überhaupt. Wir finden sie bei den Leithammeln unter den Kindern wie unter den Thieren, bei gewissen Propheten und Häuptlingen, bei den Weissen gegenüber den Negern, bei Napoleon I. und Bismarck gegenüber Europa, beim Menschen gegenüber den Hausthieren, bei dem Siegenden gegenüber dem Besiegten überhaupt, sowohl bei Menschen als bei Thieren. Ja, man kann ähnliche Nervenerscheinungen sogar bei Insecten (Ameisen) [1]) beobachten, wenn nach kecker Ueberrumpelung durch wenige kleinere Ameisen zahllose grössere und stärkere Tiere widerstands- und muthlos davonlaufen, ihre sonst so sorgsam erzogenen Larven und Puppen feige verlassend. Es ist dies auch eine eclatante Suggestivwirkung. — Nur darf man diesen Analogien, so verlockend sie auch sind, nicht zu viel Bedeutung beilegen. Es sind eben nur analoge Vorgänge.

Praktisch ist die Suggestion, wie wir bereits sahen, in der medicinischen Therapie wichtig. Am erfolgreichsten wirkt sie speciell bei allerlei Kleinigkeiten, Kopfschmerzen, Appetitlosigkeit u. s. w., auch bei allerlei Gewohnheiten. — Die Gewohnheiten sind selbst Autosuggestionen. Hier sehen wir gerade die intime psychologische Verwandtschaft der Suggestivwirkung mit der Automatisirung von dynamischen Associationen, mit der Bildung von Gewohnheiten, mit der automatischen, unbewussten Hirnthätigkeit überhaupt.

Dieses bringt uns zur pädagogischen Bedeutung der Suggestion, die vielfach in neuerer Zeit erörtert wird. Wer die Suggestion nicht verstanden hat, erschrickt vor diesem Gedanken. — Wer sie

---

[1]) Forel, Fourmis de la Suisse 1874 S. 314.

aber völlig erfasst hat, wird sie wohl zunächst in zwei Weisen pädagogisch zu verwerthen wissen. — Erstens symptomatisch, sozusagen ärztlich, um schlechte, verderbliche Gewohnheiten, perverse Charaktereigenschaften zu bekämpfen. Hier muss sie wie die therapeutische Hypnose angewendet werden, und wie bei dieser wird man sich befleissigen müssen, sie nicht ad infinitum, sondern nur so lange als nöthig zu verwerthen; man wird auf jede Weise suchen müssen, den Erfolg durch richtig geleitete Autosuggestionen zu einem dauernden, sich selbst weiter züchtenden zu machen.

Zweitens aber wird die Suggestion, von einem anderen Gesichtspunkt betrachtet, zu einem der interessantesten Zukunftsprobleme der Pädagogik und der entwicklungsgeschichtlichen Psychologie werden. — Jeder weiss, dass es Lehrer, Eltern, Erzieher gibt, welche aus den Kindern machen, was sie wollen, während andere genau das Gegentheil erreichen und nur Ungehorsam und Widerspruch erleiden. Dieses beruht einzig und allein darauf, dass die Kinder unter einer unbewussten Suggestivwirkung der ersteren, nicht dagegen der letzteren stehen. Wiederholte ungeschickte Mahnungen, Jammern oder Schimpfen über seine nicht respectirte (z. B. väterliche) Autorität, machtloses Zeigen von Affecten, besonders von Zornaffecten, kurz, Blosslegung seiner Schwächen sind bekanntlich diejenigen Dinge, welche bei den Kindern Ungehorsam, Widerspruchsgeist und damit Widerspenstigkeit gegen die Erziehung erzeugen. — Wer dagegen das Gehorchen als selbstverständlich, als unvermeidlich, seine Lehren als undiscutirbar hinzustellen versteht, thut nichts anderes, als instinktiv zu suggeriren; ihm wird auch instinktiv gefolgt. Uebertreibung dieser Methode, besonders Fortbetreiben derselben bis zu einem späteren Alter der Kinder, bietet die Gefahr, den Autoritätsglauben, die Unselbständigkeit gross zu ziehen. Zu rechter Zeit und am rechten Ort muss der Geist der vernünftigen Discussion herbeigezogen werden. Hat man aber einmal verstanden, dass der Schlüssel jener geistigen Wirkungen und Rückwirkungen in der richtigen Anwendung der Suggestion bei den Kindern liegt, so wird sich die Pädagogik mit Bewusstsein und System des bisher unbewusst und regellos Angewendeten zu bedienen lernen und kann daraus enorme Vortheile ziehen.

Wesen der Suggestivwirkung. Man kann über das Wesen der Suggestivwirkung nur Vermuthungen aussprechen. Dadurch, dass man der suggerirten Vorstellung den subjectiven Charakter der geschehenden Thatsache, d. h. der Wahrnehmung oder der Handlung, resp. der Hemmung beider zu geben sucht, und dass dies in der That gelingt, ferner, dass eine Reihe jener Erfolge greifbare oder messbare Kraftentfaltungen betreffen (Muskelthätigkeiten, Menstruation), scheint die Annahme berechtigt zu sein, dass die Suggestion im Centralnervensystem durch das Mittel der Vorstellungen Dynamismen entfesselt, welche qualitativ und quantitativ denjenigen der suggerirten Nerventhätigkeit, wenn sie auf reeller Ursache beruht resp. wirklich geschieht, mehr oder weniger gleichkommen, während sie von der eigentlichen Vorstellung verschieden und zwar viel stärker und qualitativ anders als dieselbe sind. Beispiele:

Ich suggerire dem Hypnotisirten, dass er eine Katze sieht. Er sieht sie. Der dadurch bedingte Thätigkeitscomplex seines Gehirns ist demjenigen, der durch das Gehirn vermittelst der Augen treffende Lichtstrahlen einer wirklichen Katze erzielt wird, ganz nahe kommend, wenn nicht identisch, während er von der einfachen Vorstellung einer Katze durchaus verschieden ist. Ganz gleich verhält es sich mit einer durch Suggestion erzielten Katalepsie, Handlung oder Menstruation gegenüber der blossen Vorstellung jener Zustände. — Es ist das Verhältniss des sogenannten starken Bewusstseinszustandes gegenüber dem entsprechenden schwachen (siehe z. B. Herb. Spencer Psychologie).

Es ist nun höchst wahrscheinlich, dass diese unbewusste Umwandlung einer Vorstellung in eine Wahrnehmung, eines Handlungsbildes in die betreffende Handlung, der Vorstellung einer vasomotorischen Wirkung in diese Wirkung selbst, der Vorstellung der Anästhesie in die Anästhesie selbst nur durch den Wegfall, d. h. durch die Hemmung oder Dissociation der das Gleichgewicht haltenden organisch associirten Gegenvorstellungen ermöglicht wird. Durch den Wegfall der die innere zum Theil unbewusste logische Discussion bewirkenden associirten dynamischen Kräftecomplexe wird die suggerirte Vorstellung allmächtig und gewinnt sie die höchste Nervenkraftentfaltung, welche sich bis in das periphere Nervensystem fortpflanzt. Bei der einfachen Vorstellung erfolgen offenbar auch ähnliche periphere Mitschwingungen, wie es bereits Physiologen (Stricker) gezeigt haben; nur sind sie zu schwach, um materielle Erfolge zu erzielen. Man mag da von Reflexen reden. Es ist nur ein anderes Wort.

Freier Wille. Es braucht kaum nach all dem Gesagten noch einmal daran erinnert zu werden, dass bei der Annahme eines freien Willens die Suggestivwirkungen unerklärlich erscheinen müssen, da sie die Negation desselben sind, und dass unsere scheinbar spontane Denk- und Willensthätigkeit auf Autosuggestion, d. h. auf den Wirkungen und Rückwirkungen unserer Hirnkräfte (Nervenkräfte im Allgemeinen), deren Wellengipfel uns allein bewusst sind, beruhen muss. Wir erinnern aber auch daran, dass seit Jahrhunderten die einsichtigeren unter den Philosophen das Vorhandensein eines essentiell freien Willens stets in Abrede stellten.

Suggestion und Geistesstörung. Die Geisteskranken sind von allen Menschen die am wenigsten Suggestiblen; schwere Geisteskranke sind es gar nicht. Darin stimmen alle erfahrenen Hypnotiseurs überein. Dies kommt wohl einfach daher, dass die krankhaften Hemmungen oder Reizzustände im Gehirn der Geisteskranken eine solche Intensität erreichen, dass sie durch die Suggestion nicht mehr dissociiert werden können. Und gelingt es dennoch, einen Geisteskranken zu hypnotisiren, so wirken die meisten Heilsuggestionen nicht oder nur vorübergehend, am allerwenigsten diejenigen, die sich gegen Wahnvorstellungen richten. Eine Verrückte, Frau X, hielt sich für eine Frau Y. — Ich konnte sie hypnotisiren, und es gelang mir ihr mit Erfolg Schlaf, Appetit, sogar posthypnotische Hallucinationen einzugeben. Als ich ihr aber mit grösster Energie in der Hypnose erklärte, sie wisse nun ganz genau, dass sie Frau X sei und nicht Frau Y, die letzte Ansicht sei eine unsinnige Wahnidee gewesen, über welche sie nur noch lachen könne, schüttelte sie im hypnotischen Schlaf immerwährend (d. h. solange ich dieses behauptete) negirend den Kopf, um mir ja zu beweisen, dass sie diese Suggestion nicht acceptirt habe.

Bei der Suggestion arbeitet man mit dem Grosshirn des Hypnotisirten als Instrument. Bei Geisteskranken ist dieses Instrument in seiner Funktion gestört; daher geht es schlecht. Die Misserfolge bei Geisteskrankheiten sind einer der besten Beweise, dass die Kraft der Hypnose im Hirn des Hypnotisirten, nicht in demjenigen des Hypnotiseurs liegt.

Ich glaube die gegebene Skizze des Hypnotismus nicht besser als mit dem Ausspruch Bernheim's schliessen zu können: „Alles ist Eingebung“ (tout est suggestion). Der Schlaf ist selbst nur Suggestionswirkung, bildet aber allerdings das mächtigste Hilfsmittel durch den in ihm liegenden und die Suggestibilität bedeutend verstärkenden dissociirten Zustand der Seele.

III. Bewusstsein und Suggestion.

Das alte Räthsel, das uns in der Psychologie immer aufhält, ist dasjenige unseres Bewusstseins. So klar und einfach das deutsche Wort Bewusstsein klingt, so complizirt ist die Thatsache, respective der entsprechende Begriff. Ja dieser Begriff ist undefinirbar, da er mit demjenigen unseres Subjektivismus, unseres bewussten Ichs in jedem Augenblick zusammenfällt. Das Bewusstsein ist der innere subjektive Spiegel, der einen Theil unserer Gehirnthätigkeit beleuchtet und dadurch jenen Theil als unser, als unser erkennendes geistiges Ich bildend stempelt.

Ich habe mich früher in einem Vortrag über das Gedächtniss daher incorrect ausgedrückt, als ich sagte, das Bewusstsein sei eine Thätigkeit. Wir dürfen nur diese innere Beleuchtung eines Theiles der Hirnthätigkeit, nicht diese Thätigkeit selbst mit dem Worte Bewusstsein bezeichnen. Richtig ist es nichts desto weniger, dass wir uns ein Bewusstsein ohne Thätigkeit nicht denken können.

Zum Verständniss des Verhältnisses unserer Seele zu unserem Gehirn ist es meiner Ansicht nach von principieller Bedeutung, dass wir den Begriff des Wortes Bewusstsein in der eben erwähnten Weise einschränken. Wenn wir z. B. den Begriff des Ich, unserer Persönlichkeit damit verwechseln, so mischen wir eine grosse Zahl nicht immer bewusster Hirnthätigkeiten mit dem rein subjectiven Begriff des Bewusstseins und kommen nicht aus der Verwirrung heraus.

Jeder Mensch hat mehr oder weniger das subjective Gefühl, dass sein ganzes Fühlen, Wollen, Erkennen und Wissen mit Bewusstsein geschehe, weil er in jedem Moment seines Lebens sich stets nur über denjenigen Theil desselben Rechenschaft geben kann, den er, wie man sagt, in's Bewusstsein rufen kann, d. h. den er durch das Bewusstsein beleuchten kann.

Dieses Gefühl ist aber die Quelle der gewaltigsten subjectiven Täuschungen, deren Gipfel in dem von Molière in „Le mariage forcé" so drastisch gegeisselten Satz der alten reinen Spiritualisten liegt:

> „Die ganze Welt erscheint mir nur als Zustand meines Bewusstseins. Ausserhalb meines Bewusstseins kenne ich nichts. Folglich existirt die Welt gar nicht. Nur mein Bewusstsein existirt."

„Es scheint Ihnen nur, dass ich Sie schlage," erwidert auf ähnliche Reden hin Sganarelle dem Philosophen Marphurius, indem er ihn mit Stockschlägen traktirt.

Die Induction, d. h. die Erfahrung, beweisst uns aber beständig, dass es wirklich eine Aussenwelt gibt, obwohl unsere Wahrnehmungen uns oft täuschen, uns viel Wirkliches nicht zur Kenntniss bringen, uns andererseits manch Unwirkliches vorspiegeln und uns überhaupt nur eine relative und symbolische Kenntniss der Welt geben, d. h. nur eine Kenntniss derjenigen Kräfte dieser Aussenwelt, welche sich durch unsere Sinne in unser Gehirn umgemodelt fortleiten lassen, um so verarbeitet im Spiegel unseres Bewusstseins zu erscheinen.

Halten wir mit dem Monismus daran fest, dass es nur eine Gehirnthätigkeit gibt, welche nur einen Theil der Nerventhätigkeit bildet, deren stärkerer Concentrationspunkt die Aufmerksamkeit ist, und welche nur in Résumé (nicht in ihren Einzeldynamismen), summarisch, meistens nur eben an diesen Concentrationspunkten die innere Spiegelung bewirkt, die wir Bewusstsein nennen, so verliert der Hypnotismus grösstentheils seinen räthselhaften Charakter. Wir können bereits in unserem normalen Wachzustand Ein- und Ausschaltungen des Bewusstseinsspiegels beobachten, sowie vor Allem der bewussten Spiegelung unserer Gedächtnissbilder. Oft können wir eines bekannten Namens unmöglich bewusst werden und zwar oft desto weniger je mehr wir ihn suchen. Jemand erzählt etwas Langweiliges; wir hören ihn plötzlich nicht mehr (und zwar sind die einen sich eines Gemurmels noch bewusst, während andere gar nichts mehr hören) etc. In der Hypnose werden durch die Suggestion solche Ein- und Ausschaltungen zielbewusst bewirkt und der bewusste Theil der Hirnthätigkeit wird beständig durch die mittlerweile auf unbewusstem Wege zu Stande gebrachten Erfolge der Suggestionen in Erstaunen versetzt. Die gegebene Suggestion wird meist bewusst gehört und verstanden, und ihr thatsächlicher Erfolg wird ebenfalls meist bewusst wahrgenommen; nur der mechanische Zusammenhang zwischen beiden, zwischen Ursache und Wirkung bleibt unbewusst, und diese Zerklüftung solcher unbewussten dynamischen Associationen unter gleichzeitiger Bildung Anderer ist es, welche so verblüffend wirkt. Wenn ich durch Suggestion einen Arm unbeweglich mache, so ist dies nur die Hemmung eines alten automatisch associirten Bewegungsbildercomplexes; wenn ich durch Suggestion Wasser für Chocolade trinken lasse, so habe ich einfach ohne adäquaten Sinnesreiz die alte, im Gehirn unbewusst ruhende Geschmacksvorstellung der Chocolade zur hallucinatorischen Höhe hervorgerufen und mit der Wahrnehmung der Tasse und der Flüssigkeit associirt. Wenn ich leicht bei Einigem den Bewusstseinsspiegel ein- und ausschalten und die Aufmerksamkeit hemmen oder lenken kann, so kann ich es bald für grössere Complexe, und dadurch erklärt sich Alles.

Beachten wir dabei, was gar zu oft vergessen wird, dass unser menschliches Bewusstsein einzig und allein eine Spiegelung der concentrirteren Grosshirnthätigkeit ist. Nach Zerreissung des Cervicalmarkes sind wir einzig und allein, dafür aber noch vollständig, von der Thätigkeit der hirnwärts der Verletzung liegenden Theile des Nervensystemes klar bewusst. Hat das Rückenmark ein Bewusstsein (Pflüger) so ist unser Grosshirnbewusstsein sich dieses Medullarbewusstseins nicht bewusst! Der Amputirte spürt Schmerzen in den nicht mehr vorhandenen Fingern, wenn die früheren Leitungsbahnen zu den Fingern, die Armnerven am Stumpf gereizt werden. Störungen des Grosshirnes selbst beeinträchtigen allein das Bewusstsein. Somit werden Thätigkeiten anderer Theile des Nervensystemes erst dann bewusst, wenn sie sich in das Grosshirn fortpflanzen und dortselbst einen adäquaten Reiz setzen. Wird später diese Reizstelle des Grosshirns auf ungewohntem Wege in erneuerte aber gleichartige Schwingung versetzt, so erscheint sie im Spiegel des Bewusstseins wie das erste Mal, und die erstmalige Ursache wird ihr oft irrthümlicherweise vom (bewussten oder unbewussten) Urtheil, d. h. von anderen Grosshirndynamismen zugeschrieben. In dieser Weise entstehen die Hallucinationen der Geisteskranken und alle mögliche andere Täuschungen unseres Bewusstseinsspiegels. Aber umgekehrt pflanzen sich Grosshirnthätigkeiten, gleichwohl ob subjectiv bewusst oder nicht centrifugal in andere (subcorticale) Gehirntheile, in's Rückenmark und in die peripheren Nerven fort, und können dort bedeutende Wirkungen ausüben.

Was für ein Abusus wird nicht mit Worten wie z. B. „Sehen“ und „Wollen“ getrieben. Sieht eine enthirnte Taube, oder sieht sie nicht? Es gibt ja viele Grade des Sehens:

1. Das elementare amöbenartige „Sehen“ der Retinalelemente.

2. Das Sehen des Vorderen Zweihügelpaares und des corpus geniculatum externum (secundäre oder subcorticale optische Centren), welche bereits eine summirte, coordinirte Uebertragung des ge-

sammten Retinalbildes durch den Opticus erhalten. — Das ist das Sehen der enthirnten Taube.

3. Das Sehen der sogen. Sehsphäre der Hirnrinde (Cuneus), die dem Physiologen Golz zum Trotz, doch existirt, indem die Fasersysteme aus den subcorticalen Centren dortselbst endigen (Monakow). Das Retinalbild erhält die Sehsphäre bereits aus zweiter Hand, wenn man so sagen darf, und mit viel complicirteren Associationen verbunden.

4. Es gibt aber noch ein Sehen, ein geistigeres Sehen, nämlich die Repercussion dieser optischen Reize der Sehsphäre in associirte andere Rindengebiete des Grosshirnes. Es gibt sogar Leute, welche die Töne farbig sehen (Nussbaumer, Bleuler und Lehmann).

Das Gleiche gilt von der centrifugalen oder Willensthätigkeit vom bewussten Wunsch durch Entschluss und Handeln bis zur Reflexzuckung. Das Studium der Sprachstörungen zeigt so recht deutlich, dass es keine Grenze zwischen „somatischen“ und „psychischen“ motorischen Störungen gibt.

Wenn wir alle diese Thatsachen zusammenhalten, so werden uns die scheinbaren Widersprüche und Räthsel des Hypnotismus nicht mehr so sehr erstaunen. Wir werden leichter begreifen, dass ein Hypnotisirter sieht und doch nicht sieht, glaubt und doch oft scheinbar mit einer gewissen Gefälligkeit simulirt. Sein Bewusstsein kann glauben und z. B. bei einer negativen Hallucination nicht sehen und nicht hören, während ausserhalb des nur wie ein Hauch schwach ausgeschalteten Bewusstseinsspiegels seine ganze übrige Gehirnthätigkeit (sein zweites Bewusstsein wie man sich schon ausgedrückt hat) genau sieht, genau hört und dem Hinderniss ausweicht. Aber in einem anderen Fall kann eine concentrirte starke Suggestionswirkung viel tiefer greifen, in die unbewusste Hirnthätigkeit und sogar bis in die peripheren Nerven ausstrahlend stark auf dieselben rückwirken, wie wir es z. B. bei der Hemmung und Produktion der Menstruation, bei der Erzeugung von Diarrhoe und Epidermisblasen sehen.

In ähnlicher Weise muss man die wunderbaren Fälle von sogen. doppeltem Bewusstsein (Fall v. Macnish, Félida von Azam) deuten. Aehnlich verhält es sich auch mit dem doppelten Bewusstsein, das jedem Menschen eigen ist, nämlich mit dem Traumbewusstsein und dem Bewusstsein im Wachzustand.

Hält man alle diese Thatsachen fest, so wird der Streit über den Werth der negativen Hallucinationen, der kürzlich zwischen Delboeuf und Bernheim in der Revue de l'Hypnotisme stattfand, gegenstandslos.

IV. Winke für die hypnotische Praxis.

Will man hypnotisiren und vor Allem damit therapeutische Erfolge erzielen, so muss man sich zunächst mit grosser Geduld, mit Begeisterung, mit Consequenz, mit sicherem Auftreten und mit Erfindungsfähigkeit in Kniffen und Einfällen bewaffnen.

Damit ist gesagt, dass nicht jeder Arzt zum Hypnotiseur passt. Zwar ist das früher für nöthig gehaltene persönliche magnetische Fluidum ein überflüssiger Mythus, aber nicht jeder besitzt die obigen Eigenschaften. Der weitaus grösste Feind des Gelingens ist somit die vis inertiae, die dem gros der gens humana so stark anhaftet, und welche stets, wenn nicht immer wieder durch Stiche zum Aufflackern gebracht in Folge der unvermeidlichen Reibungen des Lebens langsam einschläft. Wer nach einem gegebenen Schema maschinenmässig hypnotisiren will, wird bald wenig Erfolg mehr haben, sowie der Reiz der Neuheit vorbei ist, besonders wenn er sich keine geistige Mühe gibt. Er wird selbst immer mehr einschlafen, seine Patienten dafür aber immer weniger.

Ein zweiter Feind ist das Misstrauen, die Aengstlichkeit, die Furcht vor dem Lachen der Anderen, vor der Simulation der Hypnotisirten, die Bedenken und Zweifel aller Art. Dieser zweite Feind, der anfänglich der grösste ist, schwindet aber bald, wenn man etwas Uebung hat, und der erstgenannte kommt dann zur vollen Geltung und muss stets bekämpft werden. Man kann sogar oft beobachten, dass wenn man in verzagter Stimmung oder ermüdet ist, man weniger Erfolge erzielt, denn unbewusst wird diese Schwäche des Arztes vom Hirndynamismus des Hypnotisirten empfunden.

Dem zu Hypnotisirenden trete man, wie Bernheim es räth, ganz natürlich und zielbewusst gegenüber, erkläre ihm, es sei nichts Unnatürliches, nichts Zauberhaftes, sondern eine einfache, jedem Menschen zukommende Eigenschaft des Nervensystemes und er werde ganz gut einschlafen oder einschlummern. Man vermeide viele Worte und Erklärungen und setze den Patienten oder Nichtpatienten auf einen bequemen Lehnstuhl. Am besten hat der Lehnstuhl keine Arme und ist auf einer Seite dicht an eine senkrechte

Wand angelehnt, damit man einer noch unsicheren suggestiven Katalepsie des Armes durch Anlehnung desselben an jene Wand Vorschub leisten kann.

Man muss das Vertrauen und die Zuneigung des zu Hypnotisirenden so viel als möglich bereits geniessen oder zu erwerben suchen.

Es muss vor Allem gemieden werden, dass der zu Hypnotisirende vorher geistig aufgeregt oder angeregt, ängstlich oder in gespannter Erwartung sei. Letzteres verdirbt die erste Hypnose bei sehr vielen gebildeten Leuten, die sich wunderbare Dinge vorstellen und solche erwarten. Manche fürchten sich, nicht hypnotisirt werden zu können, machen sich daher diese Autosuggestion, die oft sehr schwer zu zerstören ist. Da müssen Geduld und allerlei Kniffe helfen. Gewöhnlich misslingt dann der erste Versuch. Man erklärt nun den Leuten, sie seien nur momentan zu aufgeregt, interessirten sich zu sehr, sie seien aber schon beeinflusst, — der Schlaf sei durchaus nicht nöthig, um eine Wirkung zu erzielen, er käme später von selbst. Man spricht nur von leichtem Schlummer etc. Ein Mal, nachdem ich in jener Weise mit einer Dame meine Kniffe vergebens erschöpft hatte, bestellte ich sie für den andern Tag, liess sie aufstehen, Handschuhe und Mantel anziehen — und dann stand ich auf, sagte ihr scheinbar ganz unverfänglich: „Setzen Sie sich noch einen Augenblick", und mit wenigen raschen und sicheren Suggestionen war sie in einigen Sekunden hypnotisirt.

Es ist überhaupt sehr empfehlenswerth, in solchen Fällen mehrere Versuche mit Unterbrechungen nach einander zu machen. Dabei muss man aber suchen, die Aufmerksamkeit des Patienten von seiner Idee: „bei mir geht es nicht", abzulenken. In vielen derartigen Fällen wirkt die Hypnotisirung einer anderen Person in Gegenwart des zu Hypnotisirenden sehr vortheilhaft.

Man setzt also nach Bernheim's Verfahren den Patienten auf den Lehnstuhl, lässt sich von ihm einige Secunden bis eine oder zwei Minuten in die Augen schauen und erklärt ihm dabei laut und sicher, aber in monotonem Ton, es gehe bei ihm ganz famos, seine Augen seien bereits feucht, seine Lider schwer, er fühle eine angenehme Wärme in den Beinen und Armen. Dann lässt man ihn zwei Finger (Daumen und Zeigefinger) der linken Hand (des Hypnotiseurs) anschauen, die man unmerklich senkt, damit die Lider folgen. Wenn dann bald die Lider von selbst zufallen, hat man gewonnenes Spiel. Wenn nicht, so sagt man: „Schliessen Sie die Augen!“

Hierauf hebt man einen Arm und lehnt ihn an die Wand, erklärt, er sei steif. Am Besten erklärt man gleich, es werde die Hand des betreffenden Armes gegen den Kopf hypnotisch angezogen, ganz unwiderstehlich. Geht es nicht, so hilft man etwas dazu, wird sehr bestimmt und intensiv im Suggeriren, suggerirt zugleich Schwinden der Gedanken, Gehorsam der Nerven, Wohlsein, Ruhe, Schlummer. Sobald man merkt, dass eine oder die andere Suggestion zu wirken beginnt, so benutzt und betont man es, lässt den Patienten auch durch Kopfzeichen gleich darüber Auskunft geben. Jede bejahte Suggestion ist am Anfang ein bedeutendes Activum, das man für weitere Suggestionen benutzen muss. „Sehen Sie! Es wirkt ganz gut. Sie schlummern immer besser ein. Ihr Arm wird immer steifer. Sie können ihn nicht mehr hinunterbringen (der Patient versucht es mit etwas Erfolg; man hindert ihn aber daran und erklärt schnell): Im Gegentheil, wenn Sie ihn herunter bringen wollen, geht er hinauf gegen den Kopf; sehen Sie, ich ziehe ihn immer mehr gegen den Kopf“ etc. etc.

Man berührt am Besten den schmerzenden Theil (Kopf, Bauch etc.) mit der linken Hand und erklärt dabei, dass die Schmerzen verschwinden, frägt den Kranken in der Hypnose über den Erfolg und lässt womöglich nicht ab, bis der Erfolg (momentan) vollständig ist. Man braucht dazu oft mehrere verschiedene Suggestionen und muss Erfindungsgeist darin haben. Bei gut suggestiblen Menschen gelingt alles sofort, während man bei Anderen viel Mühe hat.

Man muss zunächst darnach trachten, es möglichst rasch zur Anästhesie und zur Amnesie nach dem Erwachen zu bringen. Es gelingen zwar viele Heilsuggestionen ohne jene beiden Erfolge. Doch kann man durchschnittlich damit besser und rascher zum Ziel kommen. Durch die Amnesie verhindert man den Patienten, den Faden seiner bewussten Logik von der Hypnose zum Wachzustand und umgekehrt zu übertragen.

Es ist im Weiteren eine ernste Pflicht des Hypnotiseurs, den schädlichen Folgen der Autosuggestionen vorzubeugen. Vor allem hysterische, aber auch andere ängstliche, nervöse Personen bilden sich gerne in der ersten Hypnose Autosuggestionen schädlicher Wirkungen derselben ein, besonders wenn sie durch Zeitungen oder andere Leute den Kopf voll davon bekommen haben. Es ist ihnen nach der Hypnose s c h w i n d l i g, oder sie fühlen sich wie betäubt, oder haben Angstgefühle oder Kopfschmerzen, sogar Zittern oder Zuckungen, die bis zu Krämpfen sich steigern können. Man muss sich nun wohl hüten, wenn solches vorkommt, selbst Aengstlichkeit oder Sorge zu zeigen, sonst bestärkt und cultivirt man dadurch die Autosuggestion. Man muss im Gegentheil mit grösster Festigkeit und Zuversicht erklären, das seien kleine Dummheiten, die immer nur in der ersten Hypnose ab und zu passirten, sofort aber beseitigt würden und nie mehr aufträten. Und indem man dieses sagt, suggerirt man durch sofortige erneuerte Hypnotisirung diese Erscheinungen bis zum allerletzten Rest weg. Man darf nichts davon bestehen lassen und soll stets fest halten, dass alles, was durch Suggestion erzeugt wird, auch durch Suggestion beseitigt werden kann, wenn man es rechtzeitig wegsuggeriert und sich nicht fixiren lässt. Bei derartigen Leuten, bei Hysterikern überhaupt soll man die Hypnose nur kurz und wenige Male anwenden, und nur therapeutische Suggestionen geben.

Diesem Procedere muss ich eine grosse Wichtigkeit beilegen. Der Unkenntniss oder Nichtbeachtung desselben verdanken nach meiner festen Ueberzeugung alle unabsichtlichen Schädigungen durch den Hypnotismus, über welche in der Literatur berichtet wird, ihren Ursprung. Ich habe selbst einen Fall von Zittern und Schmerzen in einem Arm beobachtet, der durch solch ungeschicktes Hypnotisiren von Seiten eines noch unerfahrenen jungen Mannes entstand und Monate lang fortdauerte.

Dass man durch die Suggestion schaden kann, wenn man schaden will, ist selbstverständlich, und ist nur die Umkehrung ihrer Heilwirkung. Man kann Kopfschmerzen, Menstruationsstörungen etc. ebenso gut suggeriren als wegsuggeriren. Wenn man aber das Gute will, muss man nie mit seinen Hypnotisirten von der Möglichkeit eines Schadens sprechen und im Gegentheil stets fest und unbedingt behaupten, die Suggestion könne nur Gutes bewirken. Damit beugt man am besten schädlichen Autosuggestionen vor.

Auf demselben Weg der Gegensuggestion muss man das „Verfallen in Selbsthypnose“, die „Schwächung der Willenskraft“ und andere Dinge mehr verhindern, deren Gefahr immer wieder dem therapeutischen Hypnotismus entgegen gehalten wird. Ein einziges Mal verfiel eine meiner 250 hypnotisirten Personen von selbst in hypnotischen Schlaf, bekam aber dafür eine energische Suggestivlection, so dass der Fall sich nie mehr wiederholte. Erkennt man die Existenzberechtigung solcher Erscheinungen in seiner Umgebung an, so wiederholen sie sich bald, nicht nur bei derselben Person (wie z. B. bei der hypnotisirten Hysterica von v. Krafft-Ebing), sondern auch bei Anderen. Ungefährlich ist dagegen eine mittels Amulette suggerirte Selbsthypnose. Nur muss man die Dauer derselben auf wenige Minuten durch Suggestion beschränken und ihr Zustandekommen nur durch die betreffende Amulette gestatten.

Man muss zudem stets völliges Wohlsein, heitere Stimmung, guten Schlaf, guten Appetit und Kräftigung des Willens suggeriren. Zudem sind Bernheim und Liébeault's Regeln stets zu beachten:

1. Bei allen Hypnotisirungen mindestens einen passenden Zeugen zu verlangen — als Schutz für den Hypnotiseur sowohl als für den Hypnotisirten.

2. Bei allen sehr suggestiblen Personen (Somnambülen) die Suggestion geben, dass niemand Anderes sie hypnotisiren könne.

3. Niemanden gegen seinen vorher ausgesprochenen Willen zu hypnotisiren.

4. Nur Suggestionen zu therapeutischem Zwecke geben, soweit nicht juristische, wissenschaftliche oder didactische Zwecke mitspielen müssen.

Man muss stets die individuelle Suggestibilität seines Hypnotisirten genau beobachten, sich darnach richten und nicht nach starren Schablonen verfahren.

Will man die Suggestivanästhesie zu chirurgischen Zwecken benutzen, so muss man den Patienten zuerst durch einige Hypnotisirungen vorbereiten. Fühlt er Nadelstiche an der Vola manus oder gar Berührungen der Cornea nicht mehr, so ist er reif zur Operation. Aber man muss sich hüten, sein Gemüth durch grosse Operationsvorbereitungen aufzuregen, sonst riskirt man (ich sah es öfters) ihn ganz zu dessugestioniren. Man muss ihn vorher hypnotisiren, ihm die Operation als ein Nichts, als einen Spass vorstellen, und ihn damit möglichst überraschen, beständig während der Operation die Anästhesie, das Todtsein des betreffenden Körpertheiles weiter suggerirend.

Misslingt die Suggestion bei Jemandem, so soll man nach vier bis fünf Sitzungen unterbrechen. Sie gelingt dann oft später oder durch einen anderen Hypnotiseur.

Man darf nicht ad infinitum Jemanden mechanisch weiter hypnotisiren. Man verliert nur und gewinnt nichts mehr. Man muss suchen, rasch in wenigen Sitzungen möglichst viel Terrain zu gewinnen. Dann muss man die anfänglich täglichen Hypnotisirungen allmählich reduciren und dann einstellen, indem man stets den Erfolg, den man erzielt hat, als definitiv, dauernd hinstellt. Es gibt allerdings hartnäckige Fälle, bei geringerer Suggestibilität, welche nach längerer Zeit mit mehr Ausdauer doch noch gut werden. Aber Alles hat seine Grenze. Wenn der Kranke keinen Erfolg mehr sieht, wird er dadurch oft dessugestionirt und man verliert seinen Einfluss statt ihn zu vermehren. Hypnotiseur und Hypnotisirter erlahmen. Man muss suchen immer wieder etwas Neues zu erfinden und zu Stande zu bringen, bis das Ziel erreicht ist, dann aber allmählich abbrechen.

Dessugestionirt werden oft die Hypnotisirten durch Autosuggestionen sowie durch Einflüsterungen anderer Menschen, Lectüren, die den Hypnotismus bekriteln etc. Oft werden sie es dadurch, dass der Hypnotiseur selbst Muth und Wärme verliert. Doch kann man meist durch etwas Energie und Mühe das Verlorene wieder gewinnen. Oft geht es besser nach einer längeren Unterbrechung.

Therapeutisch lässt sich der Hypnotismus nicht nur allein, sondern wie Bernheim so richtig betont, auch in Verbindung mit anderen Heilmitteln anwenden. Viele Heilmittel können als Verstärkungsmitteln der Suggestion, oder direct als Suggestion verwendet werden. Und sicher haben von jeher eine grosse Zahl Medicinen einzig und allein suggestiv gewirkt. Die Homöopathie ist hierfür ein sprechender Beweis.

Mancher Schmerz, der auf einfache Suggestion hin nicht weichen will, weicht auf Aqua colorata oder Mica panis. Glänzend haben Bernheim und Wetterstrand die Suggestivwirkung der sogenannten Metallotherapie und zum Theil der Electricität dargethan.

Ich habe schon wiederholt wie Bernheim betont, dass die Suggestion keine Panacée ist, die Alles heilt. Will man alles von ihr erwarten, so wird man enttäuscht. Man kann aber Vieles erreichen, besonders wenn man mit Beharrlichkeit, Einsicht und ärztlichen Kenntnissen handelt und es versteht, die Suggestion mit anderen Mitteln zu verflechten. Bringt man z. B. das Stottern durch Suggestion allein nicht ganz weg, so verbinde man damit eine systematische Uebungscur (Athem-, Vocal- und Consonantenübungen). Gelingt es durch Verbalsuggestion allein nicht, einer Dame die Seekrankheit wegzubringen, so schaukle man sie während der Hypnose gründlich bei Suggestion des Wohlgefühles. Es wird dann wahrscheinlich gelingen.

Ich will hier noch diejenigen krankhaften Zustände anführen, die mir der Suggestion am besten zu weichen schienen, obwohl die Indicationen noch lange nicht genügend festgestellt sind, und gewiss noch Vieles hinzukommen wird.

Spontaner Somnambulismus.

Schmerzen aller Art, vor Allem Kopfschmerzen, Neuralgien, Ischias, Zahnschmerzen, die nicht auf Abscess beruhen etc.

Schlaflosigkeit.

Functionelle Lähmungen und Contracturen.

Chlorose (sehr günstig).

Menstruationsstörungen (Metrorrhagie wie Amenorrhoe).

Appetitlosigkeit.

Stuhlverstopfung und Diarrhoe (wenn letztere nicht auf Catarrh beruht).

Alcoholismus und Morphinismus.

Rheumatismus.

Chirurgische Anästhesie für kleine Operationen.

Neurasthenische Beschwerden.

Stottern, nervöse Sehstörungen.

Pavor nocturnus der Kinder.

Uebelkeit und Seekrankheit, Erbrechen der Schwangeren.

Enuresis nocturna (oft sehr schwierig, des tiefen normalen Schlafes wegen).

Nervöse Hustenanfälle (auch bei Emphysem).

Hysterische Störungen aller Art, incl. Hystero epileptische Anfälle, Anaesthesie etc.

Schlechte Gewohnheiten aller Art.

Es werden noch viele andere Leiden in der Literatur aufgezählt. Man kann darüber in Liébeault, Bernheim und andere Werke nachlesen. Die obige Liste dürfte Jedem für den Anfang genügen und später stellt man sich seine Indicationen selbst.

V. Beispiele von Heilungen durch Suggestion.

Es würde den Rahmen und den Zweck der vorliegenden kleinen Arbeit überschreiten, wollte ich lange Listen aufstellen. Solche sind bereits vielfach publicirt worden und ich verweise in erster

Linie auf Bernheim's classisches Werk. Nur kurz will ich zwei Beispiele erwähnen:

1. Eine durchaus brave Dienstmagd erkrankte im Sommer 1888 an profusen Menstruationen, welche aller Medication zum Trotz sich im Herbst derart steigerten, dass sie alle 14 Tage auftraten und 8 Tage dauerten. Das von Hause aus blutarme Mädchen wurde dadurch colossal anämisch, fast leichenblass; sie verlor den Appetit und den Schlaf, schlummerte Nachts nur mit schweren Träumen. Der mir bekannte Mann, bei welchem sie diente, klagte mir das Unglück und dachte nur noch daran, sie müsse zurück auf das Land zu ihren Eltern und es werde schlimm endigen. Ich ersuchte ihn, mir das Mädchen zu bringen. Es war Abends; sie war gerade im 4. Tage, wie immer intensiv, menstruirt. Ich liess sie auf den Lehnstuhl sitzen, mich anschauen, und kaum hatte sie meine Finger erblickt, fielen die Lider zu. Ich suggerirte nun Catalepsie, Anästhesie etc. mit sofortigem Erfolg, was mir den Muth gab sofortiges Cessiren der Menstruation zu suggeriren. Auch diese Suggestion gelang in wenigen Minuten unter Berührung des Unterleibes und der Erklärung, dass das Blut in Beine und Arme hinein aus dem Unterleib herausfliesse. Am Schluss suggerirte ich noch guten Schlaf und festen Appetit. Ich befahl, zu Hause die Menstruation von der Hausfrau genau controliren zu lassen. Sie blieb vollständig weg, und das Mädchen schlief bereits in der folgenden Nacht ziemlich gut. Ich hypnotisirte sie noch einige Male und bestellte die nächste Menstruation für 4 Wochen später, schwach und mit nur 2½ Tage Dauer. Bereits nach 3 oder 4 Tagen hatte ich einen guten festen Schlaf und nach einer Woche einen ordentlichen Appetit durch Suggestion erzielt. Ebenso einen regelmässigen täglichen Stuhlgang Morgens nach dem Aufstehen (vorher war die Kranke hartnäckig verstopft). Von da an besserte sich das Mädchen täglich zusehends. Die nächste Menstruation kam nach 27 Tagen (1 Tag zu früh) zur suggerirten Stunde, war sehr schwach und dauerte nur 2 Tage. Seither blieb das Mädchen regelmässig alle 4 Wochen menstruirt, die Menstruation blieb sehr mässig und dauerte höchstens 3 Tage (auf Suggestion hin). Nach einigen Wochen hatte sie wieder Gesichtsfarbe und versieht seither und bis jetzt ihren Dienst regelmässig und ohne Störung, obwohl sie etwas schwach und anämisch bleibt. Sie wurde seither nicht mehr hypnotisirt, ausser kürzlich ein Mal, weil sie wieder etwas erschöpft und appetitlos war (April 1889).

2. Ein alter 70jähriger Alkoholiker, der sich vor 10 Jahren zwei Mal in die Kehle im Delirium geschnitten hatte, war 1879 bis 1887 als unverbesserlicher Trunkenbold und Lump in der Irrenanstalt Burghölzli verpflegt. Alle Gelegenheiten, im Geheimen sich Räusche anzutrinken, wurden benutzt. Im Rausch hallucinirte er und wurde sich und Anderen gefährlich. Zudem war er der grösste Intrigenführer gegen meine Abstinenzbestrebungen bei den Alkoholikern der Anstalt, und, obwohl sonst gutmüthig, hetzte er die Anderen gegen den Mässigkeitsverein. In den letzten Jahren litt er viel an Lenden-Rheumatismen, die ihn ganz krümmten und ihn in der Arbeit beeinträchtigten. Man konnte ihm nicht die geringste Freiheit gewähren, ohne dass er sie sofort zum Trinken missbrauchte.

Ich hatte ihn längst aufgegeben, versuchte jedoch 1887 ihn zu hypnotisiren. Er erwies sich als sehr suggestibel, und es gelang in wenig Sitzungen ihn auffällig ernst zu stimmen. Die Intrigen hörten wie durch einen Zauber auf und nach einiger Zeit verlangte er selbst, man möge ihm den Wein abschreiben, den ich ihm noch in kleiner Quantität gelassen hatte, weil ich ihn für verloren hielt.

Bald darauf war der Rheumatismus durch Suggestion total verschwunden (und kam bis Anfangs März 1889 nie wieder). Es ging immer besser, und Patient wurde bald einer der eifrigsten Abstinenten der Anstalt. Lange Zeit zauderte ich, ihm freien Ausgang zu geben, that es aber schliesslich im Sommer 1888. Dieser Ausgang, bei welchem er stets etwas Taschengeld erhält, wurde nie missbraucht. Er blieb der Abstinenz absolut treu, trat auf Suggestion hin, in den Mässigkeitsverein ein, dessen sehr eifriges Mitglied er seitdem ist, und trank bei seinen Ausgängen in der Stadt nie etwas Anderes als Wasser oder Caffee und dergl. Er hätte auch, bei seiner totalen Resistenzunfähigkeit gegen Alkohol nicht ein einziges Mal trinken können, ohne dass man es bemerkt hätte. Kürzlich erkältete er sich und bekam ein heftiges Recidiv seines Rheumatismus. In drei Hypnotisirungen (24 Stunden) war derselbe vollständig beseitigt, und er arbeitet wieder, obwohl 72 Jahre alt, fleissiger als je. Im Lauf der letzten 9 Monate wurde er sonst nur einige Male zu Demonstrationszwecken hypnotisirt. Antialkoholische Suggestionen braucht er nicht mehr.

Diese beiden Beispiele gehören zwar zu den besten Erfolgen, aber ähnliche Resultate erzielt man bei den meisten Patienten, die man zu einem ordentlichen Grad von Somnambulismus bringt, und auch bei vielen Fällen einfacher Hypotaxie kann man recht viele

Besserungen und auch Heilungen erhalten. Leider hat der Director einer Irrenanstalt das denkbarst ungünstigste Feld für die hypnotische Therapie.

VI. Strafrechtliche Bedeutung der Suggestion.

.In der Zeitschrift für die gesammte Strafrechtswissenschaft sind zwei Aufsätze über den Hypnotismus erschienen.

v. Lilienthal (Der Hypnotismus und das Strafrecht) hat zuerst eine vorzügliche Zusammenstellung der für das Strafrecht belangreichen bisherigen Ergebnisse der bekanntlich besonders französischen Forschungen im Gebiet des Hypnotismus gegeben. Dieser Aufsatz ist vom Standpunkt des Juristen aus verfasst und beleuchtet die Frage in klarster Weise. v. Lilienthal kommt zu dem Resultat, dass gegenüber den Gefahren des Hypnotismus für das Recht der Gesellschaft, unser gegenwärtiges Strafrecht genügende Anhaltspunkte gibt. Als Jurist hat sich v. Lilienthal nicht wie wir in eine Kritik der verschiedenen Ansichten der Mediciner eingelassen.

Rieger's Aufsatz (Einige irrenärztliche Bemerkungen über die strafrechtliche Bedeutung des sogenannten Hypnotismus) bildet die eigentliche Veranlassung zu den folgenden Zeilen, indem ich seinen Ansichten vielfach entgegentreten muss.

Rieger nimmt an, der Hypnotismus sei ein krankhafter Zustand, nur nervöse, hysterische Menschen seien (psychische Epidemien ausgenommen) hypnotisirbar. Er glaubt, Frankreich habe den Hypnotismus wie die Hundswuth; beides komme dort von fehlerhaften Polizeimassregeln. Er nennt den Hypnotismus eine künstliche Verrücktheit und stellt folgendes Dilemma auf:

> „Entweder verdient die ganze Sache keine Beachtung im Strafrecht, weil sie, zwar schon längst vorhanden und bekannt, aber strafrechtlich bedeutungslos ist; oder aber ist sie erst jetzt von Bedeutung geworden, weil seit der Abfassung unserer Strafgesetzbücher ein neues, kriminalistisch belangreiches Moment aufgetreten ist" —

So complicirte Fragen lassen sich nach unserer Ansicht nicht kurzweg mit einem „entweder — oder" abthun. Rieger hält den Hypnotismus für bedeutungslos, meint, es sei derselbe, etwa wie die Heilsarmee, lediglich durch die Polizei als „grober Unfug" zu verbieten, was sehr leicht möglich sei. Sein Aufsatz gipfelt in Auslassungen gegen die Art und Weise, wie der Hypnotismus in

Frankreich getrieben wird, wobei die dem Verfasser offenbar kaum näher bekannten vortrefflichen Arbeiten der Nancy'schen Schule und öffentliche Sensationsvorstellungen durch Laien oder Aussprüche von Theaterlaffen nicht genügend auseinandergehalten werden (die Erfolge der Nancy'schen Schule hält Rieger ohne weitere Prüfung der Sache für eine psychische Epidemie, wie diejenige der Tanzwüthigen, Cybeletänzer und sonstigen Besessenen). Rieger's Aufsatz ist nicht frei von einem national-politischen Geist, der nach unserer Ansicht durchaus nicht zur Behandlung einer wissenschaftlichen Frage gehört.

Im Folgenden will ich das Uebergreifen in das juristische Gebiet möglichst vermeiden und nur die Thatsachen hervorheben, die mir nach meiner Erfahrung, wie nach der Erfahrung anderer von strafrechtlichem Belang zu sein scheinen.

Hiebei verweise ich noch auf das kürzlich erschienene umfangreiche Werk Liégeoi's „De la suggestion et du somnambulisme, dans leurs rapports avec la jurisprudence et la médecine légale 1888“. In diesem Werk ist Alles enthalten, was wir hier nur in Kürze erwähnen. Allerdings sind wir mit v. Lilienthal der Ansicht, dass die Sache in Wirklichkeit nicht so gefährlich ist, wie sie Liégeois ansieht. Dagegen müssen wir Liégeois unbedingt in seinen Ausführungen gegenüber Delboeuf beistimmen, der den Ernst und die strafrechtliche Bedeutung der Suggestion uns zu verkennen scheint.

Zunächst wäre die interessante Thatsache voranzustellen, dass die ohne hypnotische Procedur von jeher beobachtete und bekannte Eigenschaft gewisser Menschen, sehr leicht, wie instinktiv und unbewusst sich von anderen beeinflussen zu lassen, auf Suggestion beruht. Bei gewissen Menschen ist diese Eigenschaft hochgradig entwickelt, und zwar bei Männern wie bei Frauen. Sie können den Einreden, dem Einfluss derjenigen, die sich mit ihnen abgeben, einfach nicht widerstehen, sind daher der Spielball anderer Menschen und werden meistens missbraucht. Man nennt sie oft willensschwach. Sie sind dennoch oft recht intelligent, arbeitsam und durchaus nicht immer schwach ihren eigenen Leidenschaften gegenüber. Sie können sogar grosse Hingebung, Energie und Ausdauer zeigen, sind aber unfähig, den Suggestionen gewisser anderer Menschen zu widerstehen; die grellsten Thatsachen bringen sie nicht zur Vernunft, resp. vermögen sie nicht dem Einfluss desjenigen zu entziehen, der sich einmal ihrer bemeistert hat, ihnen übrigens geistig durchaus nicht überlegen zu sein braucht.

Andererseits finden wir Menschen, welche es verstehen, andere

Menschen unwiderstehlich unter ihren Einfluss zu bringen. Es sind dies grosse Hypnotiseurs von Natur aus, welche oft ihre Gabe arg missbrauchen, wenn sie gewissenlos sind. Ein historischer Typus dieser Art war Napoleon I. Man glaubt oft, der Erfolg mache dies allein. Es ist sicher unrichtig. Im Kleinen kann man solche Menschen beobachten, welche viele Misserfolge haben, weil ihnen ein klares Urtheil abgeht, und die dennoch wie „magnetisch" auf viele andere Menschen, besonders auf Frauen wirken und eine ganze Reihe derselben nach einander ins Verderben ziehen. Die Opfer derselben erklären nicht selten später, sie hätten dem Einfluss des Betreffenden einfach nicht widerstehen können, hätten einen sinnbethörenden geistigen Zwang empfunden.

Jene Thatsachen sehen der Suggestion im Wachzustand so ähnlich wie ein Ei dem anderen. Inwiefern diese ihre psychologische Verwandtschaft mit einem geistig ganz unfreien, willenlosen Zustand sie zukünftig in der strafrechtlichen Praxis verwerthbar machen sollen oder nicht, dies zu beurtheilen, dürfte Sache der Juristen sein.

Gehen wir zum Hypnotismus im engeren Sinne über, so ist zunächst, wie es v. Lilienthal gethan hat, hervorzuheben, dass Hypnotisirte Gegenstand von Verbrechen sein oder Verbrechen begehen können. Absichtlich unterlasse ich es, Literaturauszüge zu machen, um Wiederholungen des Aufsatzes v. Lilienthal's zu vermeiden. Die Tragweite der Suggestion soll uns hier vornehmlich beschäftigen.

Es ist klar, dass alle erdenklichen Verbrechen bei Hypnotisirten leicht auszuführen sind, sobald ein etwas höherer Grad von Hypnose erzielt wird. Und wir haben gesehen, dass man auf das Nichtwollen von Seiten des Hypnotisirten nicht zu viel Gewicht legen darf, indem es da alle mögliche Nuancen gibt. Immerhin wird eine allgemeine Kenntniss des Hypnotismus das Publikum mit seinen Gefahren vertrauter und damit wehrfähiger machen. Ferner sind die von Bernheim und Beaunis empfohlenen Vorsichtsmassregeln der Zuziehung eines autorisirten Zeugen bei der Hypnotisirung und der Einholung einer vorgängigen Erlaubniss für die zu gebenden Suggestionen von v. Lilienthal bereits erwähnt worden. In praxi wird jedoch dieser zweite Punkt schwer durchzuführen sein, und gerade die französischen Autoren sind es, welche gegen denselben am meisten gesündigt haben.

Einen anderen Schutz trägt aber der Hypnotisirte in sich selbst. So verlockend und leicht die Ausführung eines Verbrechens an einem Hypnotisirten ist, so gefährlich sind andererseits die

Folgen desselben für den Verbrecher, denn das ganze Gebäude, auf welches er seine Sicherheit baut, ist ein gar flüchtiges Ding, das leicht zerstört werden kann. Der Hypnotisirte erwacht manchmal im Moment, wo man am wenigsten daran denkt. Man glaubt ihn manchmal amnestisch, und plötzlich wird ihm die Erinnerung an alles, was geschehen ist, durch irgend eine Autosuggestion wieder bewusst. Der Hypnotisirte kann meistens durch einen anderen hypnotisirt werden, und dadurch kann ihm die vollste klarste Erinnerung an alle Vorgänge während eines späteren hypnotischen Schlafes wiedergegeben werden. Alle Eindrücke, die sein Gehirn während der Hypnose erhielt, sind darin geblieben. Nur ein hemmender Bann verhindert, dass sie bewusst werden; und dieser Bann kann gehoben werden. Ich glaube, dass das instinktive Gefühl dieser Thatsache von Seiten der Hypnotiseure hauptsächlich daran Schuld ist, dass bisher so wenig Verbrechen an Hypnotisirten begangen worden sind.

Allerdings verlieren sich alle diese Schutzeigenschaften des Hypnotismus für gewisse „bessere Somnambülen", welche so vollständig und tief der Suggestion anheimfallen, dass man sie mit grosser Sicherheit zu Allem missbrauchen kann. Es ist sehr schwer zu sagen, welche Procentzahl der Menschen zu dieser letzteren Kategorie gehört, denn bei vielen Menschen, die man nur ein oder zwei Mal hypnotisirt hat, kann man es noch nicht beurtheilen. Wie wir sehen, kann ein Mensch, der eine Zeit lang nicht oder kaum hypnotisirbar erschien, plötzlich, wenn man den richtigen Angriffspunkt für seine individuelle Suggestibilität auffindet, zu einem perfecten Somnambülen werden. Die bisher von der Nancy'schen Schule angenommene Zahl von 15—20 Somnambülen unter 100 Menschen, und von ungefähr 50 unter 100 Kindern dürfte daher bei genügender Uebung und tieferem Eindringen in das Verständniss der Suggestion bedeutend erhöht werden (dieses geht auch bereits aus den neuesten Publicationen Bernheim's hervor). Andererseits aber ist sie für Ungeübte zu hoch gegriffen. Ferner nimmt die Procentzahl der guten Somnambülen durch die sogenannte Dressur, alias Erziehung, d. h. mit der Zahl der an jedem Individuum vorgenommenen Hypnotisirungen, durchschnittlich ziemlich stark zu, obwohl in vielen Fällen ein gewisser leichterer Grad von Hypnose nie überschritten werden kann, und obwohl gewisse Somnambülen ihre Suggestibilität durch Autosuggestion nicht selten wieder verlieren

Hier muss ich einer Ansicht v. Lilienthal's entgegentreten, der einen Unterschied zwischen dem lethargischen und dem somnambülen Zustand strafrechtlich dadurch machen zu können glaubt, dass er den Lethargischen allein als bewusstlos im juristischen Sinne, wohl in Folge der Angaben Charcot's, betrachtet. Der sprechende Somnambüle, mit seinen offenen Augen, ist de facto ebenso widerstandslos als der nur scheinbar bewusstlose Lethargische. Ich verweise dafür auf das oben Gesagte.

Alles in allem glaube ich, dass es viel leichter ist, einen Missbrauch der Suggestion auf schlaue, indirecte Weise zu machen, als grobe Verbrechen damit zu begehen.

Obenan stehen sexuelle Verbrechen, welche auch bisher fast allein in der Literatur vorkommen. Es handelt sich da einfach um den Missbrauch einer tiefen Hypnose zum Beischlaf von Seiten eines Hypnotiseurs, der sicher ist, dass sein Opfer nicht erwachen und amnestisch bleiben wird. Dieses ist zweifellos bei allen einigermassen guten Somnambülen möglich, ja, bei allen tief schlafenden Hypnotisirten, welche ordentlich anästhetisch gemacht werden können und amnestisch bleiben. Bedenkt man, dass von 23 Wärterinnen 19 von mir in tiefen Schlaf mit Amnesie und Anästhesie versetzt werden konnten, so wird man die Gefahr leicht ersehen (von der Gefahr, nachher entdeckt zu werden abgesehen). Dass Mord, Diebstahl an solchen wehrlosen Personen leicht verübt werden könnten, ist selbstverständlich; es kommt aufs Gleiche heraus, wie wenn sie scheintodt, betäubt oder tief blödsinnig wären.

Complicirter und wichtiger erscheint mir aber wie Liégeois der Missbrauch posthypnotischer Wirkungen der Suggestion. Man mag abwarten, bis solche Fälle zur strafgerichtlichen Beurtheilung kommen. Ich glaube aber, dass es gut ist, sich jetzt schon über die Sache klar zu werden.

Wir haben gesehen, wie verschiedenartig diese Erscheinungen je nach den Persönlichkeiten sind. Sehr interessant ist nun die verschiedenartige individuelle ethische oder ästhetische Reaction der normalen Persönlichkeit gegenüber einer unethischen oder unästhetischen posthypnotischen Suggestion.

Sage ich einem Hypnotisirten: „Sie werden nach dem Erwachen einen Schluck Wasser aus diesem Glase trinken," so erfolgt die Suggestion ohne weiteres. Füge ich hinzu: „Sie werden zudem diesen Stuhl auf den Tisch setzen" — so werden schon manche stutzen, den Stuhl betrachten, sich geniren, lachen, und schliesslich werden einige darunter diese zweite Suggestion nicht ausführen, weil sie die Sache zu dumm, zu einfältig finden. Fragt man sie, was sie gedacht haben, so antworten sie: „Ich hatte den dummen Gedanken, diesen Stuhl auf den Tisch zu setzen.“ — Nach Art einer Zwangsvorstellung kann dieser Gedanke nun den Hypnotisirten längere Zeit verfolgen, wenn er die Suggestion nicht ausgeführt hat. Aber durchaus nicht immer. Oft vergeht er, und alles ist vorbei. Sage ich einer noch suggestibleren Hypnotisirten, die den Stuhl auf den Tisch gestellt hat: „Nach dem Erwachen werden Sie dem hier anwesenden Herrn X einen Kuss geben,“ oder „Sie werden das Tintenfass auf ihre Hand giessen,“ oder „Sie werden das Messer, das da auf dem Tisch liegt und mir gehört, einstecken; ich werde es nicht sehen; es ist zwar ein kleiner Diebstahl, aber es macht nichts,“ so wird die Sache anders verlaufen. Ein heftiger Kampf wird zwischen dem Drang der Suggestion einerseits und den associirten ästhetischen oder ethischen Gegenvorstellungen der normalen Individualität, d. h. der ererbten und der erworbenen (anerzogenen) Hirndynamismen andererseits stattfinden. Dieser Kampf wird um so heftiger werden, je stärker jene Gegenvorstellungen und die Suggestibilität entwickelt sind. — Je stärker die antagonistischen Kräfte entwickelt sind, desto heftiger währt bekanntlich der Kampf. — Sein Ausgang wird sowohl von der augenblicklichen Intensität als von der Dauerhaftigkeit einer jeden jener Kräfte abhängen. Hierbei muss man nun die einzelnen Componenten berücksichtigen, aus welchen jede der antagonistischen Kräfte besteht; es sind diese:

1. Die Höhe der individuellen Suggestibilität.
2. Die Dauerkraft der Wirkung einer Suggestion im Gehirn des Hypnotisirten.
3. Die Stärke der hypnotischen Erziehung oder Dressur.
4. Die Tiefe des Schlafes (welcher durch Dissociation die Resistenzkraft der normalen Seele abschwächt und besonders bei der Thätigkeit in der Hypnose selbst in Betracht kommt).
5. Die adäquate, d. h. der gewünschten Wirkung möglichst geschickt und kräftig angepasste Suggestion, d. h. psychische Wirkung des Hypnotiseurs.
6. Die normale Individualität des Hypnotisirten, d. h. die Höhe seiner ethischen und ästhetischen Anlagen, seine Willenskraft, seine Erziehung u. s. w.
7. Der momentane psychische Zustand des Hypnotisirten u. s. w.

Der Punkt 6 ist sehr wichtig. Wer wenig Gewissen besitzt, wird *ceteris paribus* einer Kriminalsuggestion viel leichter Folge leisten, als wer ein stark entwickeltes Gewissen besitzt.

Der Punkt 4 trifft, nach früheren Auseinandersetzungen, insofern auch für posthypnotische Zustände zu, als solche mehr oder weniger den Charakter einer erneuerten Hypnose an sich tragen. Je vollständiger der Hypnotisirte wach ist, desto eher kann er sich gegen eine Suggestion wehren.

Man sieht, wie complicirt das Problem ist, und es handelt sich vor Allem um die Frage: „Wie weit kann es gehen?"

Wir haben gesehen, dass selbst während des tiefen hypnotischen Schlafes ein Kampf zwischen der Suggestion und der Individualität des Hypnotisirten stattfinden kann. Nicht jede Suggestion wird acceptirt; das hat Bernheim klar gezeigt. — Aber auch wenn eine Kriminalsuggestion acceptirt wird, hinterlässt sie meist Spuren eines tiefen associirten Affectes.

Einem siebzigjährigen Manne, den ich in tiefen Schlaf versetzt hatte, und der in einem leeren Raum in Gegenwart des zürcher Juristenvereins sass, sagte ich: „Sie, B.! Gerade vor uns steht da ein böser Kerl, ein schlechter Hallunke; den wollen wir umbringen; da haben Sie ein Messer (ich gebe ihm ein Stückchen Kreide in die Hand); er steht gerade vor Ihnen, stechen Sie ihn in den Bauch!" — Grosse innere Aufregung verrathend, zitternd, mit verzerrten Zügen, fasst er krampfhaft die Kreide mit der rechten Hand, steht plötzlich auf und sticht mit grosser Wucht zweimal nach einander vor sich in die Luft hinein. Er bleibt nachher in der Hypnose sehr erregt, gibt mir die Kreide nicht wieder, sondern steckt sie in die Tasche. Ich brauche mehrere Minuten, um ihn durch Suggestion zu beruhigen. Als ich ihn dann wecke, ist er noch schweisstriefend und erregt. Er kann sich nicht mehr erinnern, was es gegeben hat, aber sagt, „es müsse etwas Gefehltes passirt sein".

Bernheim, Liégeois und andere französische Autoren erwähnen höchst interessante Fälle von zum Theil ruhig, affectlos ausgeführten Kriminalsuggestionen, von (zum Schein) begangenen Mordthaten, von suggerirten wirklichen Diebstählen etc. Ich habe auch durch Suggestion einen Mann zum Schiessen (mit einem nur mit Zündhütchen geladenen Revolver) auf einen Studenten, eine Wärterin zum (festen) Beohrfeigen desselben und ein anderes braves Mädchen zum Stehlen eines 50 Centimes Stückes veranlasst.

Sicher bleibt dabei die Thatsache, dass ein Somnambüle im hypnotischen Schlaf durch Suggestion schwere Verbrechen begehen und unter Umständen nachher nichts mehr davon wissen kann.

Der beste Beweis, dass die Somnambülen die Handlungen,

die sie posthypnotisch begehen, für frei von ihnen gewollt halten, liegt in der Art, wie sie sich darüber schämen, geniren und dieselben oft zu vertuschen suchen. Eine ethisch ziemlich schwach entwickelte Hypnotisirte liess ich posthypnotisch ein auf dem Tisch liegendes Messer stehlen. Als sie aus dem Zimmer war, ging sie recht verlegen zu meiner Köchin und sagte ihr, sie habe aus Versehen dieses Messer, sie wisse nicht wie, mitgenommen und bat sie, dasselbe, ohne mir etwas zu sagen, „weil sie sich genire", wieder an seinen Platz zu legen.

Eine der raffinirtesten Tücken der Suggestion liegt aber in der Benutzung der Termineingebung mit Eingebung der Amnesie und des freien Willensentschlusses, um einem Menschen eine Handlung zu eigennützigem Zwecke oder eine verbrecherische Handlung begehen zu lassen. Er befindet sich dann in Umständen, die ihm und anderen alle Bedingungen der Spontaneität vortäuschen müssen und doch handelt er nur nach dem Befehl eines anderen:

Man denke sich, wie auf solche Weise einer reichen Erbin Liebe und Ehebündniss, wie Jemandem Vermächtnisse zu Gunsten von diesem oder umgekehrt Enterbung von jenem suggerirt werden könnten. Man denke, wie ein schlechter Mensch Racheacte, Diebstähle u. s. w. durch Missbrauch eines Hypnotisirten mittels Suggestion à échéance bewerkstelligen könnte. Es wären allerdings dazu charakterschwache Menschen mit etwas stumpfem Gemüth, leicht suggestible Naturen nothwendig, denen der verbrecherische Urheber zuerst die nöthigen Vorgefühle suggeriren würde, durch welche sie bald genug die Ueberzeugung bekämen, spontan sich entschlossen zu haben. Man denke dazu an die Suggestion des Selbstmordes.

Vielfach ist früher beobachtet worden, dass die Hypnotisirten sich vor ihrem Hypnotiseur fürchteten, sich vor ihm verbargen, etwa wie vor „einem bösen Geist". Es kam dies daher, dass die damaligen „Magnetiseurs" den psychologischen Sinn ihrer eigenen Kunst nicht verstanden und die Hypnose mittels allerlei mystisch aussehendem Hokuspokus erwirkten. Bei Liébeault's Methode wird die Hypnose mit Hilfe tröstender, beruhigender, natürlicher freundlicher Worte erzielt. Der Hypnotiseur erscheint nicht mehr als ein Mephistopheles mit seinem Spuk, sondern als der heilbringende Arzt oder wenigstens als der vertrauenerweckende Mann der Wissenschaft, der nur natürliche, keine übernatürliche Mittel anwendet. Zudem hat er es in seiner Macht, durch Suggestion die Hypnose dem Hypnotisirten beliebt und erwünscht zu machen. Er kann ihm Wohlgefühl, Heiterkeit, Schlaf, Appetit suggeriren. Daher erklärt es sich, dass die so hypnotisirten Personen grösstentheils sehr gerne wiederkommen und den Hypnotiseur als einen Freund betrachten. Gerade darin liegt aber eine der grössten strafrechtlichen Gefahren der Suggestion. Mit Honig, nicht mit Essig fängt man die Fliegen. Es ist zwar nicht erst von gestern her, wie wir schon sahen, dass gewisse sirenenartige Menschen die Gabe hatten, andere Menschen zum blinden Werkzeug ihrer egoistischen Zwecke zu machen. Aber mittels einer zielbewussten regelrechten Suggestion kann in dieser Hinsicht wohl zweifellos zukünftig weit mehr erreicht werden.

Andererseits bringt die neue Erkenntniss das Gegenmittel auch mit sich: die Menschen werden durch sie vor der Gefahr der Suggestion durch schlechte Menschen gewarnt. Der Strafrichter wird die psychologische Bedeutung der ganzen Thatsachenreihe würdigen und berücksichtigen lernen. — Endlich kann eine sehr suggestible Person dadurch, dass sie sich von einem ehrenwerthen Arzt vor Zeugen in günstiger Weise suggeriren lässt, einen bedeutenden, wenn auch nicht absoluten Schutz gegen schlechte Suggestionen erwerben. Dieser Schutz wird durch Suggestionen der Willenskraft, das Sichwehren gegen böse Einflüsse u. s. w. gewonnen werden. Vor Allem aber wird man dem Hypnotisirten sagen: „Ich allein kann Sie hypnotisiren, sonst Niemand auf der Welt.“ Einer ungeheuer suggestiblen, sehr tief schlafenden Wärterin, welche nach Amerika zu ihrem Bräutigam reisen wollte, gab ich diese Suggestion, da sie sich fürchtete, auf der Seereise missbraucht werden zu können. Es war leicht, schon hier den Erfolg zu constatiren, da andere geübte Personen sie seither vergebens einzuschläfern versuchten. Ich gab ihr aber dafür meine Photographie als Amulette mit, mit der Suggestion, wenn sie ihre rheumatischen und andere Beschwerden in Amerika wieder bekäme, brauche sie nur das Bild einen Moment anzuschauen; sie werde dann jedesmal genau ¼ Stunde schlafen und beim Erwachen die Beschwerden verloren haben. Ich liess sie noch vor der Abreise die Probe der viertelstündigen Hypnose mit der Photographie machen.

Leider kann auch ein Verbrecher ähnliche Mittel anwenden und dem Hypnotisirten suggeriren: „Ich allein kann Sie einschläfern und Sie wissen dann nicht mehr, dass Sie hypnotisirt waren.“ An der Hand von Experimenten, die er in Gemeinschaft mit Bernheim und Liébeault ausgeführt hat, zeigt zwar Liégeois l. c., dass man einen Hypnotisirten, dem ein Bösewicht in schlauer Weise zur Begehung des suggerirten Verbrechens Amnesie, eigenen Entschluss u. s. w. suggerirt hat, dennoch zum Verrathen des Thäters auf indirecten Weg, durch Suggestion von scheinbaren Schutzmassregeln für den Thäter u. s. w. bringen kann. — Immerhin scheint er anzunehmen, dass man den Somnambülen wieder hypnotisiren kann, dass der Thäter ihm nicht mit Erfolg suggeriren könne: Niemand mehr auf der Welt könne ihn wieder hypnotisiren.

Ich glaube übrigens auch, mit Liégeois, dass eine schliessliche Entlarvung des wahren Verbrechers durch consequente hypnotische Bearbeitung des Somnambülen mit Geduld durch einen geübten Hypnotiseur — fast immer, wenn nicht immer gelingen wird.

Aber damit ist die Möglichkeit des Verbrechens nicht ausgeschlossen. Die Verbrecher begehen oft genug ihre Thaten ohne die genügenden Vorsichten, und der Hypnotismus wird dennoch seinen Anziehungsreiz für die Verbrecher ausüben, weil er für den nächsten Augenblick Sicherheit und Schutz dem Verbrecher gewährt. Auch wird man nicht immer an Hypnotismus denken bei einer suggerirten, aber scheinbar spontanen That.

Eine weitere Gefahr der Hypnose dürfte in der Erzeugung von Krankheiten bestehen. Aus naheliegenden Gründen sind keine experimentellen Beweise dieser Vermuthung geleistet worden. Dennoch ist die Sache zweifellos möglich, sogar leicht. Zufällig, durch schlechte Hypnotisationsmethoden, sind hysterische Anfälle erzeugt worden. Selbst die Nancy'sche Methode kann, sahen wir, in den ungeschickten Händen eines Neulings unangenehme Zufälle hervorrufen, wenn der Hypnotiseur es nicht versteht, die Autosuggestion eines krankhaften Symptoms, die sich etwa bei der ersten Hypnose bildet (z. B. Zittern, Kopfweh und dergl.) sofort durch energische Gegensuggestion im Keim zu ersticken, was nach meiner Erfahrung stets möglich ist. Solche Unfälle werden wohl meist, wenn nicht immer, durch einen Sachkundigen wieder gut gemacht werden können. — Aber schon Liébeault und später Bernheim haben darauf hingewiesen, dass manche eigenthümliche Erscheinungen, gewisse Krankheiten und sogar Todesfälle, die der Betreffende auf bestimmtes Datum selbst prophezeit hatte oder die ihm durch Weissagung prophezeit worden waren — und dann auch genau eintrafen — auf Autosuggestion oder Suggestion beruhen dürften. Durch Autosuggestion kann besonders ein zu Hypochondrie neigender Mensch sich furchtbare Appetitlosigkeit, Dyspepsie und dadurch bedeutende Abmagerung u. s. w. zuziehen. Ich habe früher förmliche Krankheiten mit nachfolgenden, Monate und Jahre lang dauernden Kachexien beobachtet, deren Entstehung ich jetzt auf Autosuggestion des Kranken und deren Weiterentwickelung auf Suggestion des ebenfalls getäuschten Arztes zurückführen zu dürfen glaube. In einem Fall (zweifelhaftes Magengeschwür, ohne Magenblutung) wird meine Ansicht durch die später von mir constatirte enorme Suggestibilität der betreffenden Person erhärtet. Bedenken wir noch, dass man durch Suggestion einen Vorgang, wie die Menstruation der Frauen nach Belieben hervorrufen und verhindern kann (ich habe kürzlich experimentell durch Suggestion die Menstruation einer Frauensperson um zwei volle Wochen verspätet), so dürfte es keinem Zweifel unterliegen, dass man in verbrecherischer Weise durch Suggestion Krankheiten, eventuell indirect (vielleicht sogar direct) den Tod hervorrufen kann. Wenn es möglich wäre, Herzlähmung z. B. oder Glottisödem zu suggeriren, so wäre die Möglichkeit einer directen Todessuggestion gegeben. Wie wir gesehen haben, zieht die Suggestion an und für sich, wenn sie umsichtig in richtiger Weise nach der Nancy'schen Methode angewendet wird, keine Nachtheile, weder Hysterie noch Nervosität nach sich. Und wenn sie irgend ein unangenehmes Symptom, wie z. B. spontanes Verfallen in Somnambulismus hervorruft, so genügt eine Gegensuggestion, um dasselbe zu beseitigen. Bei den 250 Personen, die ich bis heute der Hypnose unterstellt habe, habe ich nie eine nachtheilige Folge beobachtet (wenn ich die gewöhnlich nur nach der ersten Hypnose sich ab und zu einstellenden vorübergehenden Autosuggestionen von Kopfweh u. s. w. abrechne, die sofort wegsuggerirt werden). Aber wenn die Suggestion leichtfertig und übertrieben angewendet wird, wenn man aus Leichtsinn oder Unkenntniss es versäumt, die erwähnten Autosuggestionen nervöser Symptome sofort zu beseitigen, können sich Neurosen entwickeln, auch ohne Absicht von Seiten des Hypnotiseurs. Darin liegt eine Hauptgefahr der Hypnotisirung durch Nichtärzte.

Eine der eigenthümlichsten und zugleich wichtigsten, wenn nicht die thatsächlich bereits wichtigste strafrechtliche Bedeutung der Suggestion liegt in der von Seiten eines Untersuchungsrichters bei einem Angeschuldigten unbewusst hervorgerufenen, d. h. suggerirten Erinnerungstäuschung (Hallucination rétroactive von Bernheim). Wir haben diese Erscheinung schon besprochen. Dadurch, dass man mit gewandter Persuasivkraft von einem Kinde, einem Weibe, einem schwachen Manne das Geständniss einer That, welcher er verdächtig ist, abzuringen sich bemüht, kann man in einem Unschuldigen plötzlich die Suggestion hervorrufen, er sei der Thäter. Ist dieses der Fall, so erfolgt nicht nur ein vollständiges Geständniss der nicht vollbrachten That, sondern es werden noch alle mögliche Details konkretester Art retroaktiv hinzuhallucinirt. Gerade solche Details können am besten zur Erkenntniss bringen, dass man es mit einer suggerirten Erinnerungstäuschung zu thun hat, nämlich wenn sie mit den sicheren Ermittelungen über die That nicht übereinstimmen. Ein leichtes und sehr empfehlenswerthes Controlexperiment, wenn man diesen Verdacht hat, besteht darin, dem Angeschuldigten Details hinzuzusuggeriren, von welchen man sicher ist, dass sie unmöglich vorgekommen sein können. Gibt er auch diese alle zu, so kann man ziemlich sicher sein, dass das ganze Geständniss werthlos war, resp. auf Suggestion durch den Richter beruhte. Auf solche Weise kann man abscheuliche Justizmorde vermeiden. Wir haben auch gesehen, wie gewisse von jeher bekannte Instinktlügner nichts weiteres als Menschen so suggestibler Art sind, dass sie beständig ihre eigenen und die von anderen ihnen beigebrachten Vorstellungen mit der Wirklichkeit verwechseln. Wir finden diese Eigenschaft ziemlich allgemein verbreitet bei vielen wilden Völkern, besonders im Orient und bei Negern, von den Landsleuten des berühmten Tartarin de Tarascon von Alphonse Daudet nicht zu sprechen.

Aber nicht nur falsche Geständnisse, sondern falsche Zeugen können auf diese Weise präparirt werden. Bei den beängstigenden Proceduren, die die Zeugen oft zu erleiden haben, bei der Art, wie sie von den Anwälten bearbeitet werden, werden sie gewiss — und darin kann ich auch nur Bernheim beipflichten — oft zu Angaben veranlasst, die auf Suggestion beruhen. Widersprüche, die man ihnen vorwirft, sind nicht immer bewusste Lügen, sondern nicht selten Suggestivwirkungen. Besonders die Kinder, und zwar je jünger, desto mehr, sind in dieser Hinsicht gefährlich.

Man muss hier wohl zwei Fälle unterscheiden: 1. der Fall, wo die Suggestion durch besondere Wirkung von Seiten der inquirirenden Person bei einem sonst ziemlich die Wahrheit sprechenden Menschen ihre Wirkung zu Stande bringt; 2. der Fall, wo der Inquisit überhaupt Wahrheit und Phantasieprodukte stets vermengt hat, weil er nie anders konnte.

Der zweite Fall ist eigentlich schon lange, nur unter anderem Namen bekannt und überhaupt weniger wichtig. Man merkt bald das Wesen solcher Inquisiten oder Zeugen an ihrem Benehmen auch bei anderen Aussagen, oder man erfährt es durch ihren Leumund. Man betrachtet sie als Gewohnheitslügner und misst ihren Angaben keine Bedeutung bei. Der erste Fall dagegen muss dem Kriminalisten sehr viel zu denken geben, denn er kann bei wahren guten Menschen eintreten, die in allen andern Punkten der Wirklichkeit gemäss deponiren und nur durch Suggestion zu einer falschen Erinnerung gekommen sind.

Ist ein hypnotisirter Mensch unbedingt als unzurechnungsfähig zu betrachten? Diese Frage muss nach unseren Auseinandersetzungen als eine in concreto äusserst schwierige betrachtet werden. Gewiss muss principiell, wie fast alle Autoren und auch v. Lilienthal es thun, jeder Mensch, der unter der wirklichen Einwirkung einer Suggestion handelt, als unzurechnungsfähig betrachtet werden. Verantwortlich für seine Handlung ist der Hypnotiseur, der sich seiner bedient hat. Aber wie wollen wir dieses in praxi durchführen, wenn wir an der Häufigkeit der unbewussten als solche nicht erkannten Suggestionen denken, die überall in der Welt ohne greifbare Hypnose vorkommen. Wo wollen wir in concreto bei den feinen Nuancen der Wachsuggestion, die wir oben besprachen, die Grenze der Zurechnung stellen. Natura non facit saltum. Auch hier trifft diese alte Wahrheit zu und straft unsere künstlichen Kategorien, wie bei den Geisteskrankheiten, Lüge.

Vom praktischen Standpunkte aus muss ich ferner nochmals ausdrücklich vor dem v. Lilienthal gemachten Unterschied zwischen Lethargie und Somnambulismus warnen. Diese Zustände sind nur scheinbar verschieden. Eine Somnambüle kann mit ebenso grosser Sicherheit geschlechtlich missbraucht werden, wie eine scheinbar lethargisch Daliegende. Es handelt sich nur um Varietäten der Suggestion. Beide sind meiner Ansicht nach der Bewusstlosen oder der Geisteskranken im forensischen Sinn gleich zu stellen; sie liegen dazwischen. — Es wird sich in concreto nur um den Grad der Beeinflussung in leichteren Fällen (Hypotaxie) handeln können.

Wie bereits die Autoren und auch v. Lilienthal hervorheben, liegt noch eine grosse Gefahr der Suggestion in der Benutzung derselben von Seiten des Hypnotisirten zu Erpressungen aller Arten. Diese Gefahr ist so gross, dass die Gegenwart von Zeugen als Schutz für den Hypnotiseur noch mehr als für den Hypnotisirten nötig ist. Ich verweise dafür auf v. Lilienthal's Aufsatz und ebenso für den Fall, wo ein Mensch sich etwa absichtlich hypnotisiren liesse, um sich den Muth zu einem Verbrechen damit eingeben zu lassen (wie mancher sich heute solchen Muth antrinkt).

Es ist kaum nöthig, hinzuzufügen, dass ich mit v. Lilienthal und Rieger vollständig darin übereinstimme, dass öffentliche Schaustellungen von hypnotisirten Somnambülen strengstens untersagt werden sollten und zwar als grober, die öffentliche Moral und Gesundheit schädigender Unfug. — Solche Schaustellungen dürften nur denjenigen von Geisteskranken oder von physiologischen Experimenten verglichen werden. Es scheint mir, dass überhaupt die gewerbsmässige Ausbeutung der Hypnose verboten werden sollte.

Endlich scheint es mir, dass die Folgen eines leichtfertigen oder fahrlässigen Gebrauches der Suggestion, besonders aber eines Missbrauches derselben zu egoistischen, wenn auch nicht verbrecherischen Zwecken nicht von der Jurisprudenz ausser Acht gelassen werden dürfen.

Muss ich noch zum Schluss Rieger erwidern, dass er sich vollständig irrt, wenn er meint, der Hypnotismus könne „polizeilich unterdrückt werden und werde so bald verrauchen, wie früher die Messmer'schen Schwindeleien"? Ich glaube kaum, dass es mehr nöthig ist. Jeder wird wohl jetzt einsehen, dass der Misskredit des Messmerismus der Nebelhaftigkeit der Theorien Messmers, seiner Charlatanerie und der damaligen Zeit zu verdanken war. Das Kind wurde mit dem Bad ausgeschüttet, ist aber nicht gestorben, sondern erscheint jetzt, von Unsinn, Mystik und Ausbeutungssucht befreit, im Licht der neueren Psychologie, in seiner wahren Gestalt. Es ist nun zu spät, um wie der Vogel Strauss den Kopf in den Sand zu verstecken oder die Polizei zu Hülfe zu rufen. Man muss heute diesen für viele Leute so erschreckenden Erscheinungen mit klarem Bewusstsein und ohne Scheu in's Angesicht schauen. Man muss sie der strengen wissenschaftlichen Forschung unterziehen und sie zum Nutzen der Menschheit, statt zu ihrem Schaden ausbeuten. Wie alle andern Naturerscheinungen werden wir uns auch diese assimiliren.

Die Entdeckung der psychologischen Bedeutung der Suggestion durch Braid (nur noch mangelhaft) und Liébeault ist nach meiner Ansicht so grossartig, dass sie mit den grössten Entdeckungen, resp. Erkenntnissen des menschlichen Geistes verglichen werden kann. Mit den meisten derselben hat sie das Gemeinschaftliche, dass die Thatsachen nicht neu, sondern nur bisher missverstanden, in ihrer wesentlichen Bedeutung verkannt, daher auch nicht richtig ausgebeutet worden waren. Ich nenne vergleichsweise die

Evolutionstheorie von Darwin, sowie die Entdeckungen der Antiseptik, der Verwerthung der Electricität. Braid und Liébeault verdanken wir die Entdeckung des Wesens des Hypnotismus als Suggestion. Bernheim gebührt unstreitig das Verdienst, durch die Klarheit seiner Darstellung die allgemeine Anerkennung jener Wahrheit bewirkt und viele thatsächliche Ergänzungen hinzugefügt zu haben. — Die Verdienste anderer Männer in manchen Detailpunkten sollen dadurch nicht geschmälert werden; unter denselben sind besonders Faria, Puységur und Durand de Gros hervorzuheben. Doch hat keiner derselben die Erkenntniss des Wesens der Erscheinungen in so erheblicher Weise gefördert, wie die Erstgenannten.

VII. Anhang: Zwei hypnotisirte Hypnotiseurs.

(Beide Beobachtungen sind aus der Münchener medicinischen Wochenschrift abgedruckt.)

1. **Zur Psychologie der Hypnose.** Von Dr. E. Bleuler-Rheinau[1]) (aus der Münchener medicin. Wochenschrift 1889 Nr. 5).

Selbstbeobachtungen von Hypnotisirten sind noch wenige publicirt. Die folgenden Notizen sind deshalb wohl nicht ohne Interesse.

Nachdem ich früher schon oft vergeblich versucht hatte, mich nach andern Methoden hypnotisiren zu lassen (auch von Hansen), gelang es meinem Freunde Herrn Dr. v. Speyr, mich nach der Liébeault'schen Methode (Verbale Suggestion und Fixation) in hypnotischen Schlaf zu versetzen. Um der Vorstellung des Schlafes zu Hülfe zu kommen, hatte ich mich — es war schon ziemlich spät am Abend — zu Bett gelegt. Ich selber hatte den guten Willen hypnotisirt zu werden, suchte mich aber in der Hypnose selbst den meisten Suggestionen zu entziehen, um die Gewalt dieser letzteren und ihre Einwirkung kennen zu lernen. Da die angestrengte Fixation auf mich keinen einschläfernden Einfluss ausübt, und die rein verbale Suggestion auf Personen, die selber hypnotisiren, geringe Wirkung zu haben scheint, benutzte ich noch folgenden Kniff: ich hatte schon vor Jahren an mir Experimente über die Bedeutung der peripheren Netzhautbilder, der Accommo-

[1]) Herr Kollege Dr. Bleuler, Director der Irrenanstalt Rheinau hat selbst viel hypnotisirt und beherrscht vollständig die Methode. Siehe auch seine Publikationen über Hypnotismus (Forel).

dation u. s. w. für die Apperception der Gesichtsbilder gemacht und dabei gefunden, dass bei gewissem, ungenauem Fixiren ein definirbarer, aber wechselnder Theil des Gesichtsfeldes vollständig ausfiel, z. B. wenn ich ein eingerahmtes Bild ansah, die eine Seite des Rahmens. Dieser Ausfall bewirkt genau die gleichen subjectiven Erscheinungen wie der zum Bewusstsein gebrachte blinde Fleck. Ich fixirte nun die Augen des Hypnotiseurs in dieser mir geläufigen Weise; die eintretenden Gesichtsfelddefecte erhielten nun wohl in Folge der gleichzeitigen verbalen Suggestion viel rascher eine grosse Ausdehnung, als ich es je beobachtet hatte; bald verschleierten sich auch die noch appercipirten Gegenstände, dann fühlte ich leichtes Brennen und darauf etwas stärkeres Feuchtwerden der Augen, schliesslich sah ich nur noch etwas Licht und Schatten, aber keine Grenzen der Gegenstände mehr. Zu meiner Verwunderung ermüdete mich dieser Zustand nicht, meine Augen blieben ohne Anstrengung und ohne mehr zu blinzeln, ruhig und weit offen, ein behagliches Wärmegefühl zog vom Kopfe über den Körper bis in die Beine hinunter. Erst nach einigen dahin zielenden Suggestionen („die Augen werden von selbst zufallen") bekam ich das Bedürfniss die Augen zu schliessen (während ich bis dahin das Gefühl hatte, ich könnte sie bloss mit Anstrengung zumachen) und schloss sie anscheinend activ wie beim raschen Einschlafen bei gewöhnlicher Ermüdung. Die Hypnotisirung hatte etwa eine Minute gedauert.

Mein Zustand war nun der einer angenehmen behaglichen Ruhe; es fiel mir auf, dass ich gar kein Bedürfniss hatte, meine Lage zu ändern, die mir unter andern Umständen auf die Dauer nicht ganz bequem gewesen wäre. Psychisch war ich vollständig klar, mich beobachtend; mein Hypnotiseur konnte alles Objective, das ich nachher erzählte, bestätigen. Durch die folgenden Suggestionen wurde mein bewusster Gedankeninhalt nicht anders als im Wachen beeinflusst; dennoch realisirten sich dieselben zum grössten Theil. Ich richtete meine besondere Aufmerksamkeit gar nicht auf den Hypnotiseur, sondern allein auf mich.

Mein Freund stellte mir den einen Vorderarm senkrecht in die Höhe und sagte mir, ich könne diesen nicht ablegen. Ich versuchte es unmittelbar nachher mit Erfolg, wurde aber an der completen Ausführung durch leichtes Halten an der Hand und erneuerte Suggestion verhindert. Nun fühlte ich meinen Biceps ganz gegen meinen Willen sich contrahiren, wenn ich den Arm vermittelst der Strecker nach unten bewegen wollte; einmal, als ich stärkere Anstrengung machte, meinen Willen durchzusetzen, wurde diese Contraction der Beuger so energisch, dass der Unterarm, statt wie von mir beabsichtigt war, nach aussen zu fallen, sich auf den Oberarm zurückbewegte.

Nun sagte mir mein Freund, die rechte Hand sei anästhetisch. Ich dachte mir, da mache er einen Fehler, denn es sei noch zu früh zu einer solchen Suggestion, und als er behauptete, mich auf den Handrücken zu stechen, glaubte ich, er täusche mich, um mich sicher zu machen; denn ich fühlte blos die Berührung eines stumpfen Gegenstandes (ich vermuthete es sei die Kante meiner Taschenuhr). Nach dem Erwachen war ich nicht wenig erstaunt, doch gestochen worden zu sein. Wirkliche Anästhesie hervorzurufen gelang nicht; nur als einmal bemerkt wurde, „die Hand sei wie eingeschlafen", spürte ich für kurze Zeit ein Prickeln und fühlte die Berührung bloss noch wie durch einen dicken Verband hindurch.

Es wurde mir dann die Suggestion gemacht, am Morgen 6 Uhr 15 Minuten aufzuwachen (ich habe es noch nie fertig gebracht, zu einer gewollten Zeit zu erwachen). Hierauf musste ich die Augen öffnen und die Lampe auslöschen. Letzteres that ich in so ungeschickter Weise, dass ich mich vor meinem Freunde etwas genirte; es war, wie wenn das stereoscopische Sehen gehindert gewesen wäre; zur Ablenkung des durch Blasen erzeugten Luftstromes wollte ich eine Hand schief über den Cylinder halten, kam aber mehrmals daneben, ohne es selber zu bemerken. Dann hielt ich die Hand ohne jede Schmerzempfindung so lange über die Flamme, wie ich es ausserhalb der Hypnose ohne starken Brandschmerz nicht hätte thun können. — Die oft und energisch wiederholte Suggestion des Erwachens um 6 Uhr 15 Minuten hatte einen unangenehmen Erfolg. Ich erwachte die ganze Nacht nie; glaube aber in einem fort nur daran gedacht zu haben, ob es nicht bald 6 Uhr 15 Minuten sei. Da ich zeitweise ziemlich genaues Bewusstsein von meiner Lage hatte, wollte ich auf die Thurmuhr achten, um mich beruhigen zu können; ich hörte sie aber nicht ein einziges Mal schlagen, trotzdem meine Wohnung an den Kirchthurm angebaut ist. Erst als es 6 Uhr schlug, zählte ich schon die 4 Viertel, dann die 6 Stundenschläge, aber ohne zu erwachen. Zugleich mit dem Schlag 6 Uhr 15 Minuten wurde an meine Thüre geklopft, worauf ich erwachte. Ein folgendes Mal gelang die Suggestion des Erwachens auf bestimmte Zeit ohne alle Störung nach angenehmem Schlafe, da die Suggestion anders gegeben worden war.

Am nächsten Abend wurde ich zwei Mal auf dem Canapee liegend von Herrn Dr. v. Speyr, am darauffolgenden Tage auch einmal von Herrn Prof. Forel hypnotisirt. Die erwähnten Versuche wurden mit grösster Leichtigkeit wiederholt, ferner wurde mir ein Arm steif gemacht und es wurden mir bestimmte Handlungen aufgetragen. Die suggerirte Analgesie hielt oft, wenn gleich nachher wieder andere Suggestionen gemacht wurden, so kurze Zeit an, dass mich die Stiche, die ich während sie gemacht wurden nur als Berührungen empfunden hatte, noch in der nämlichen Hypnose zu schmerzen anfingen. Schmerzhafte Steifigkeit der Beine nach einem längeren Spaziergang schwand dagegen nach einigen Suggestionen dauernd. Wenn mir die Unmöglichkeit einer bestimmten Bewegung suggerirt worden war, so beobachtete ich die Contraction der Antagonisten nicht mehr häufig. Oefters schien einfach meine Willensbahn unterbrochen, die Muskeln contrahirten sich nicht trotz meiner grössten Anstrengung. Bei den späteren Suggestionen war übrigens mein Wille auch so geschwächt, dass ich manchmal entgegen meinem Vorsatze nicht mehr innervirte, weil mir der erfolglose Versuch zu anstrengend war, oder weil ich momentan gar nicht mehr an Widerstand gegen die Suggestion dachte. Wurde mir eine Handlung aufgegeben, so konnte ich lange widerstreben; schliesslich wurde sie aber doch vollführt und zwar zum Theil aus Mangel an Willenskraft, ungefähr wie man einem Reflex nachgibt, den zu verhindern es grosse Anstrengung kostet, oder — namentlich bei kleineren Aufträgen, z. B. ein Bein zu heben — fühlte ich, dass die Bewegung gemacht wurde ohne irgend welche active Betheiligung meines Ich. Mehrmals hatte ich auch das Gefühl, aus Gefälligkeit gegenüber dem Hypnotiseur dessen Anforderungen nachzugeben. Da ich aber meistens besonnen genug war, in solchen Fällen, während der Ausführung den Widerstand doch noch zu versuchen, überzeugte mich dessen Nutzlosigkeit von der Unrichtigkeit meiner Auffassung. Jede neue Suggestion, auch der Befehl, in einer begonnenen Handlung aufzuhören, empfand ich im ersten Moment unangenehm, wodurch mir der Widerstand leichter wurde. Dem Befehl, ausserhalb des Zimmers etwas zu holen, konnte ich ziemlich leicht widerstreben, nicht mehr aber, als die Handlung zerlegt wurde, d. h. als ich die Suggestion erhielt, das eine Bein zu bewegen, dann das andere u. s. w., bis die Handlung ausgeführt war.

Der Ausführung einer posthypnotischen Suggestion konnte ich mich widersetzen. Doch kostete es mich ziemliche Mühe, und wenn ich nur einen Augenblick im Gespräche meinen Vorsatz vergass, den Teller, den ich an einen anderen Ort stellen sollte, nicht zu beachten, so entdeckte ich plötzlich, dass ich ihn fixirte. Der Gedanke an das Befohlene quälte mich bis zum Einschlafen, und noch im Bette war ich nahe daran, wieder aufzustehen und den Befehl auszuführen, blos um Ruhe zu bekommen. Doch schlief ich bald ein, wodurch die Wirkung der Suggestion sich verlor.

Eine Hallucination hervorzurufen gelang nur einmal. Herr Prof. Forel befahl mir, einen Finger in den Mund zu stecken, ich werde ihn bitter finden. Ich stellte mir nun sofort eine Bitterkeit in der Art von Aloe vor und war dann so überrascht, einen süsslich bitteren, salzigen Geschmack zu empfinden, dass ich glaubte, wirklich verunreinigte Hände zu haben. Die Controle nach dem Erwachen ergab, dass meine Finger von jeder schmeckenden Substanz frei waren. Auch hier hatte also die Suggestion auf meinen bewussten Gedankeninhalt anders gewirkt als auf mein Unbewusstes; das Letztere war massgebend bei der Realisirung der Suggestion.

Mein Bewusstsein blieb kaum verändert. Doch hatte ich nach dem Erwachen in den beiden letzten Hypnosen, in denen mir Amnesie, wenn auch wenig intensiv, suggerirt worden war, Mühe, Alles zu reproduciren. Die zeitliche Aufeinanderfolge der Experimente blieb vergessen, während ich mir den logischen Zusammenhang wieder in's Gedächtniss rufen konnte. Von einem kurzen Moment der dritten Hypnose fehlt mir jede Erinnerung. Einmal, als mich der Hypnotiseur ruhig liegen liess, zeigten sich leichte Andeutungen von hypnagogischen Hallucinationen (ich hatte letztere schon seit vielen Jahren zu studiren versucht).

Das Erwachen geschah in etwa 10 Secunden auf Suggestion hin, auch gegen meinen Willen und ohne besondere Begleitsymptome, ähnlich dem Erwachen aus leichtem Schlaf.

Der Zustand, in dem ich mich befunden, muss als ein leichter Grad der Hypnose bezeichnet werden, weil keine Amnesie vorhanden war. Er rubricirt sich, wie dies so häufig der Fall ist, nicht genau unter einen der von verschiedenen Forschern aufgestellten Grade des hypnotischen Schlafes. Ich habe aber anscheinend identische Zustände schon mehrfach beobachtet.

Die Publication weiterer Selbstbeobachtungen von gebildeten

Personen wäre erwünscht und würde jedenfalls zum Verständniss der hypnotischen Erscheinungen nicht unwesentlich beitragen. Vorläufig wäre es schon wichtig zu wissen, ob die subjectiven Symptome der Hypnose auch so unendlich mannigfaltig und wechselnd sind wie die objectiven, oder ob vielleicht hier eine gewisse Gesetzmässigkeit sich finden lässt.

2) **Eine Beobachtung von Autohypnose.** Originalnotiz vom 15. Januar 1878 von Prof. A. Forel in Zürich (aus der Münchener Medicinischen Wochenschrift 1889 Nr. 3).

„Heute Nachmittag schlafe ich (ich war damals gerade 29⅓ Jahre alt) auf dem Canapee ein und falle nach mehrmaligem halben Erwachen in einen mir wohlbekannten Zustand von schwerem Schlummer, den ich schon häufig durchgemacht habe und aus welchem ich mich nur mit vieler Mühe herausreissen kann.

„Nach mehrmaligem Erwachen und Halberwachen (auch nach dem mühseligen Erwachen bleibe ich furchtbar schlafsüchtig) stehe ich auf und setze mich auf meinen Lehnstuhl, auf welchem die Comödie wieder angeht.

„Ich schlafe wider meinen Willen in diversen Stellungen ein und mache jedesmal die grössten Anstrengungen, um wieder zu erwachen. Einmal schlafe ich, den Kopf auf der rechten Hand ruhend und den rechten Ellenbogen auf den rechten Lehnstuhlarm gestützt. Meine Anstrengungen bringen zuerst eine kleine Bewegung des linken Armes zu Stande, die ich mehrmals wiederholen, aber nicht verstärken kann. Eine zweite Anstrengung bringt mich endlich dazu, die Augenlider halb zu öffnen, wodurch ich mich überzeugen kann, dass ich die Bewegung des linken Armes wirklich mache und sie nicht etwa nur träume, resp. hallucinire. Trotzdem bin ich noch vollständig ausser Stande, meinen übrigen Körper zu bewegen. Endlich gelingt es mir, meinen Kopf von rechts nach links zu bewegen. Kaum hat aber mein Kopf meine rechte Hand verlassen, als Letztere sich nun völlig unbewusst etwas nach vorne bewegt (wahrscheinlich durch die natürliche Elasticität des Ellenbogengelenkes, da der Unterarm nun nicht mehr durch den aufliegenden Kopf gehalten wurde). Als nun mein Kopf, den ich sonst (in anderer Richtung) absolut nicht bewegen kann, an seinen ursprünglichen Platz zurücksinkt, fällt er hinter meine Hand, und zwar so, dass mein rechtes Auge gerade an das Metacarpophalangealgelenk meines rechten Daumens leicht anstösst. 7—8 Mal fange ich wieder dieselbe Kopfbewegung an, und trotz verzweifelter Anstrengungen, meine rechte Hand wieder unter meinen Kopf zu stellen, kann ich weder dieselbe noch meinen rechten Arm um einen Millimeter bewegen, so, dass jede Kopfbewegung mein Auge gegen das rechte Daumengelenk wieder anstossen macht. Mein Kopf kann sich auch absolut nicht anders bewegen, und die Bewegung meines linken Armes kann ich nicht bis zur Berührung des rechten verstärken. Endlich bringt eine Anstrengung die Beweglichkeit meines Oberkörpers wieder in meine Gewalt und nachher ein letzter Willensimpuls diejenige meiner Beine. — Ich war nun geängstigt, ging zu meinem Waschtisch und begoss mich mit kaltem Wasser, um ein definitives Erwachen aus diesem Zwangsschlaf zu erzielen.

„In diesem Falle konnte ich also die Augen öffnen und somit selbst den Halbschlaf der Motilität beobachten. Diese partiellen Schlafzustände, besonders aber der partielle Wachzustand nicht etwa bekannter Muskelgruppen sondern bestimmter coordinirter Bewegungen sind etwas sehr Merkwürdiges. Während derselben hörte ich die Leute, die im Gang draussen gingen, und fürchtete ich, der Portier käme in mein Zimmer, um mir einen Krankenbesuch zu melden, und ich würde dann nicht im Stande sein, zu erwachen und ihm Bescheid zu geben. Daher zum Theil meine verzweifelten Anstrengungen, zu erwachen.

„Ich habe dann noch öfters ähnliche Zustände erlebt. Einmal schlief ich mit dem Rücken am Lehnstuhl angelehnt. Ich wurde halbwach, versuchte mit Gewalt zu erwachen, blieb aber wie gelähmt oder angegossen. Endlich gelang es mir, die Augen zu öffnen. Ich sah nun das Fenster, den Garten mit allen Bäumen, war aber total unfähig, nur die geringste Bewegung zu machen. Es ging eine gewisse Zeit, bis endlich dieser Bann, diese Hemmung durch wiederholte Anstrengungen gelöst werden konnte.

„Ich machte noch die Beobachtung, dass bei solchen Zuständen neben den wirklich begründeten Wahrnehmungen auch Hallucinationen (Trugwahrnehmungen), besonders des Gehörs und des Muskelgefühls stattfanden. Ich hörte Schritte, als Niemand in dem Gang ging, glaubte mich bewegt zu haben, als es nicht der Fall war und dergl. mehr. Es war nicht leicht, die Wirklichkeit von diesen Täuschungen zu unterscheiden, besonders bei den gehörten Schritten oft sogar unmöglich."

So schrieb ich vor 11 Jahren. Ein weiterer Commentar ist dazu nicht nöthig. Es ist mir jetzt vollständig klar, dass ich damals a u t o h y p n o t i s i r t war, und dass die Autosuggestion der

Katalepsie oder motorischen Hemmung durch die Wiederholung und die Schwierigkeit, sie zu lösen, an Kraft immer mehr gewann, da sie mich von ihrer Macht immer mehr überzeugte.

Schlussbemerkungen.

Von besonderer Bedeutung scheinen mir die Selbstbeobachtungen von College Bleuler zu sein; sie beweisen unter Anderem auf's Klarste, welch' wichtige Rolle die unbewusste Grosshirnthätigkeit bei der Suggestion spielt.

Meine eigenen Selbstbeobachtungen werden zweifellos schon viele andere Personen auch an sich gemacht haben und sind somit keine Seltenheit. Gerade dieses aber ist ein wichtiger Beleg dafür, dass die Suggestibilität eine Eigenschaft des normalen Menschenhirnes ist.

Anhang. Bernheim hat bereits gezeigt, wie die Wunder der „stigmatisirten" Luise Lateau zweifellos auf Suggestion beruhen, indem er dasselbe auf dem suggestiven Weg erreichen konnte. Das Gleiche gilt nach meiner Ansicht von den „Wundercuren", welche in protestantischen sogenannten Gebetheilanstalten erzielt werden.

In der Zeller'schen Anstalt in Männedorf, Canton Zürich, legt Herr Zeller seine Hand (die rechte oder die linke) auf den nackten kranken Körpertheil während einiger Zeit (Händeauflegen, nach der Bibel), wiederholt diese Procedur nach Bedürfniss und erzielt auf solchem Weg Heilung von Schmerzen, Lähmungen etc. Eine zweite, dort gebräuchliche Art des Händeauflegens ist die „Salbung mit Oel" (ebenfalls nach der Bibel). Die Hand wird mit kaltem Olivenöl benetzt und wie eben erwähnt aufgelegt. Herr Zeller, der mir dieses selbst mittheilte und dem damit verbundenen Gebet den Hauptwerth beilegt, glaubt dem Vorwurf: „es sei Magnetismus", dadurch zu begegnen, dass er keine Passes (Streichungen) anwende. Solche wendet aber die Nancy'sche Schule auch nicht an.

Dass jedoch Herr Zeller seine Patienten, wenn auch ohne sich darüber Rechenschaft zu geben, intensiv suggerirt, sowohl verbal als durch die Berührung des kranken Theiles, geht aus allen obigen Auseinandersetzungen unzweideutig hervor. Abgesehen von der grundverschiedenen Erklärung, ist seine Heilmethode der Liébeault-schen Methode der Suggestivtherapie äusserst ähnlich; nur handelt es sich wohl meist um Wachsuggestion.

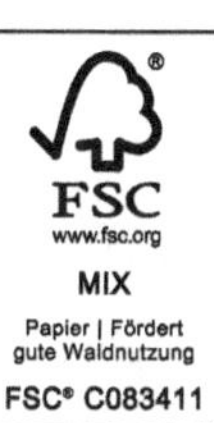

Zeitfracht Medien GmbH
Ferdinand-Jühlke-Straße 7
99095 Erfurt, Deutschland
produktsicherheit@kolibri360.de